本书为国家自然科学基金课题"我国基本药物制度实施影响评估与政策优化研究——以山东省为例"（项目编号：71173158）研究成果。

山东省乡镇卫生院
基本药物可及性研究

尹文强　陈钟鸣　魏艳　著

中国社会科学出版社

图书在版编目（CIP）数据

山东省乡镇卫生院基本药物可及性研究/尹文强，陈钟鸣，魏艳著.—北京：中国社会科学出版社，2018.11
ISBN 978 - 7 - 5203 - 3601 - 7

Ⅰ.①山…　Ⅱ.①尹…②陈…③魏…　Ⅲ.①乡镇医院—药物—可及性—研究—山东　Ⅳ.①R197.62

中国版本图书馆 CIP 数据核字（2018）第 270317 号

出　版　人	赵剑英
责任编辑	谢欣露
责任校对	王洪强
责任印制	王　超

出　　　版	中国社会科学出版社
社　　　址	北京鼓楼西大街甲 158 号
邮　　　编	100720
网　　　址	http：//www.csspw.cn
发　行　部	010 - 84083685
门　市　部	010 - 84029450
经　　　销	新华书店及其他书店

印　　　刷	北京明恒达印务有限公司
装　　　订	廊坊市广阳区广增装订厂
版　　　次	2018 年 11 月第 1 版
印　　　次	2018 年 11 月第 1 次印刷

开　　　本	710×1000　1/16
印　　　张	13.75
插　　　页	2
字　　　数	201 千字
定　　　价	58.00 元

凡购买中国社会科学出版社图书，如有质量问题请与本社营销中心联系调换
电话：010 - 84083683

内容提要

本书综合运用经济学和管理学的理论与方法,从"供方—需方—管理方"三方联动的视角出发,定性与定量相结合,从基本药物的可获得性、可负担性和合理使用三个方面对山东省乡镇卫生院基本药物可及性情况进行了系统研究。第一,借鉴世界卫生组织标准化方法,确定了基本药物的可获得性、可负担性以及合理用药的评价指标。第二,运用定量和定性资料对山东省乡镇卫生院基本药物的可获得性、可负担性以及合理用药现状及地区分布情况进行了描述性分析。第三,从客观指标、医生、农村居民以及管理者的角度,分别对基本药物制度实施前后乡镇卫生院基本药物可获得性、可负担性以及合理用药的变化情况进行比较分析。第四,运用综合指数方法对基本药物可及性各维度的指标进行标准化处理,并运用基本药物可及性评价的立方体模型,对基本药物制度实施前后以及不同地区的基本药物可及性进行综合评价,同时进行国际比较研究。第五,采用扎根理论与路径分析,结合利益相关者分析识别了影响基本药物可获得性、可负担性、合理用药的因素及其作用机制。第六,借鉴国内外经验,从基本药物的遴选、生产、流通、使用、定价、报销、监管等各个环节提出促进基本药物可及性的对策建议。

目　　录

第一章　研究背景

一　药物可及性问题是我国乃至全世界卫生事业发展中的重要问题

药物可及性问题已经成为全球面临的最紧迫问题之一，并被列为人人享有卫生保健的重要方面。据2000年世界卫生组织报告，由于缺乏基本药物，在发展中国家就有4000多万人死亡，迄今大约有20亿人口不能获得所需的药品，在非洲和亚洲的一些贫穷国家由于经济原因不能获得必需药品的人口比例高达50%。[①] 另据有关统计，全世界一半以上的药品以不恰当的方式开处方、调配和使用；在全世界的死亡患者中，有1/3死于包括用药错误、用药过度等在内的不合理用药[②]。

药物可获得性较低，药物负担过重，不合理用药现象在我国较为突出。世界卫生组织（WHO）曾在我国的山东、上海等地进行了药物可获得性调查研究，在山东调查的结果显示，无论在公立医院还是零售药店，药物可获得性都较低。在上海的调查显示，公立医疗机构和零售药店仿制药的可获得性低于原研药的可获得性。[③] 另据国家卫生和计划生育委员会统计，2008年我国患者住院次均药品费用为2400.40元，相当于当年农村居民平均年收入的35.80%。

---

① WHO/HAI, "Medicine Prices: A New Approach to Measurement", Geneva: WHO, 2003.

② WHO, "Promoting Rational Use of Medicines: Core Components", Sept. 19, 2002. http://apps. who. int/medicinedocs/pdf/h3011e/h3011e. pdf.

③ WHO, *A Survey of Medicine Prices, Availability and Affordability in Shanghai, China Using the WHO/HAI Methodology*, Geneva: WHO, 2006.

药物负担的不断加重，不仅阻碍了患者对卫生服务的利用，而且造成资源浪费。药物的不合理使用在我国更为突出，据统计，我国住院患者抗生素使用率高达 80.00%—90.00%；每年有 20 万人为药源性致死，其中因抗生素滥用导致的死亡占 40.00%。① 药物可及性低在影响人民群众健康、阻碍我国卫生事业发展的同时，也不利于社会的和谐稳定和我国经济社会的发展。

二　基本药物制度在我国的实施与沿革

为保证患者获得安全、必需、有效、价廉的药物，世界卫生组织（WHO）于 1975 年提出了"基本药物"的概念并向其成员国推荐建立国家基本药物政策。1977 年，世界卫生组织（WHO）将基本药物定义为最基本的、最重要的、不可缺少的以及满足人民群众所必需的药物。基本药物的主要特征为必需、有效、价廉。② 2002 年，WHO 进一步对基本药物的定义进行明确：基本药物是指能优先满足人民群众初级卫生保健需求的药物，它必须要按照一定的遴选原则进行认真筛选，同时是数量有限的药物。③

目前，世界上已有 160 多个国家建立了正式的基本药物目录，100 多个国家已经完成制定或者正在制定国家基本药物制度。1979 年 4 月，我国政府开始积极响应并参与 WHO 的"基本药物行动"计划，并成立了"国家基本药物遴选小组"，开始启动国家基本药物工作。1984 年，我国颁布了第一版《国家基本药物》，将基本药物划分为 52 个大类，共收录 280 个品种。1992 年为配合医保制度改革，同时促进合理用药，卫生部发布《制定国家基本药物工作方案》（卫药发〔1992〕第 11 号），明确指出：国家基本药物是指从我国目前临床应用的各类药物中经科学评价而遴选出的，在同类药

---

① 刘柏洪：《桐庐县控制抗生素滥用健康促进效果分析》，《中国预防医学杂志》2011 年第 2 期。

② 参见叶露《国家基本药物政策研究》，博士学位论文，复旦大学，2008 年。

③ WHO, *The Selection and Use of Essential Medicines*, Technical Report Series No. 914, Geneva: WHO, 2002.

品中具有代表性的药品，其特点是疗效确定、不良反应小、价格合理、质量稳定、使用方便等。列入基本药物目录的品种，国家要按需求保证生产和供应，并在此范围内制定公费医疗报销药品目录。

1997 年，在《中共中央国务院关于卫生改革与发展的决定》中提出了建立基本药物制度，但该制度的实施仅停留在基本药物目录的调整上。1998 年、2000 年、2002 年和 2004 年我国政府对基本药物目录进行了四轮修订，2004 年修订的《国家基本药物目录》包括 1260 个中成药品种和 773 个化学药品、生物制品品种，总计 2033 个品种。2006 年 10 月党的十六届六中全会《中共中央关于构建社会主义和谐社会若干重大问题的决议》中提出"建立国家基本药物制度，整顿药品生产和流通秩序，保证群众基本用药"。2007 年，党的十七大报告中明确提出"建立国家基本药物制度，保证群众基本用药"。2009 年卫生部等九部委发布了《关于建立国家基本药物制度的实施意见》，正式启动国家基本药物制度的实施工作，并成为深化医药卫生体制改革近期五项重点工作之一。截至 2011 年上半年，我国所有政府办基层医疗卫生服务机构已经全部配备和使用了基本药物，按照政策要求实行"零差率"销售。

为巩固基本药物制度，2013 年 2 月，国务院办公厅颁布《关于巩固完善基本药物制度和基层运行新机制的意见》，进一步完善了基本药物的采购配送、使用监管以及财政补偿机制，卫生部也相继颁布了《国家基本药物目录》（2012 年版）。针对基本药物目录中儿科用药短缺的问题，2013 年 5 月 30 日，国家卫生计生委、国家发展和改革委员会（以下简称国家发改委）、工业和信息化部、人力资源和社会保障部、国家食品药品监管总局以及国家中医药局联合发布了《关于保障儿童用药的若干意见》，提出了加快申报评审、促进研发创新、加强政策扶持、保障生产供应等五项措施，以保障儿童基本用药需求，促进儿童用药安全、科学、合理使用。为进一步巩固基本药物制度，保持政策的稳定性和连续性，国家卫生与计划生育委员会在对多省市开展了基本药物目录实施评估调研的基础上，结合 2013 年机构改革后相关部门职能调整和转变，于 2014 年 4 月 14 日发布了《关于印发国家基本药物目录管理办法的通知》，对基本药物管理制度进行了进一步的完善。

三 新医改以来，乡镇卫生院在我国国家健康战略中发挥着重要作用

乡镇卫生院是我国农村地区三级医疗预防保健网络的枢纽，承担着医疗、预防及保健等综合职能①，是 9 亿村镇人口的健康守门人。2011 年 11 月 29 日，李克强总理在国务院深化医药卫生体制改革领导小组第十次全体会议上指出，必须坚持"保基本，强基层，建机制"的原则，坚持"以农村为重点"，"切实增强基层的服务能力"。国务院《卫生事业发展"十二五"规划》中指出，"强化政府保障基本医疗卫生服务的主导地位"，"以农村和基层为重点"，重视基层卫生等薄弱领域，到 2015 年，初步建立覆盖城乡居民的基本医疗卫生制度，"使个人就医费用负担明显减轻，确保基本药物安全有效、合理使用"。近年来，分级诊疗制度和健康中国战略的实施，更是对乡镇卫生院提出了新的更高的要求。《"健康中国2030"规划纲要》提出，要"以基层为重点，构建以健康为中心的整合型医疗卫生服务体系，全方位、全周期维护和保障人民健康"；《关于推进分级诊疗制度建设的指导意见》提出，建立"基层签约服务制度"和"医疗联合体"。由此可见，作为县域卫生服务网枢纽的乡镇卫生院，在推进健康中国战略、落实分级诊疗制度中发挥着不可替代的作用。乡镇卫生院作为连接县、村两级卫生服务机构的枢纽，同时也是基本药物制度的主要执行机构之一，在保障农村地区群众的基本用药、维护生命健康方面发挥着重要作用②，其对基本药物制度的落实情况直接影响到农村居民对基本药物制度的获

---

① 尹爱田：《基层卫生机构功能定位和财政投入机制》，《中国卫生经济》2007 年第 2 期。

② 袁国彪：《医改中乡镇卫生院功能的重新定位》，《中医药临床杂志》2012 年第 9 期。

得感。

因此，本书从"供方—需方—管理方"三方联动的视角下，从可获得性、可负担性以及合理用药三个方面对基本药物制度实施后山东省乡镇卫生院的基本药物的可及性情况进行现状描述，同时进行不同经济发展水平县（市、区）之间的比较分析，系统分析基本药物制度实施前后的基本药物可获得性、可负担性以及合理用药变化情况；在此基础上运用综合指数法与基本药物可及性评价立方体模型，对基本药物制度实施前后以及不同县（市、区）的基本药物可及性情况进行综合评价，并进行国际比较分析；运用扎根理论与路径分析法，结合利益相关者分析，识别影响基本药物可及性的因素，并从基本药物的遴选、生产、流通、使用、定价、报销、监管等各个环节提出相应的对策，以期为推动基本药物可及性，落实中央"保基本、强基层"的新医改方针提供可行性建议。

第二章 文献综述

一 基本药物与基本药物制度的内涵

20 世纪 70 年代，为解决药品短缺，提高公民对于药品的可负担性，WHO 于 1975 年公布了一份关于各国药品领域存在问题的分析报告，并首次引入了基本药物的概念，意在将其作为促进使用重点药物的指南，建议各国，特别是发展中国家建立国家基本药物政策，以保障公众能以低廉的价格获得基本医疗所需的药物。[①]

1977 年，在 WHO 第 615 号技术报告中，基本药物被正式定义为：能够满足大部分人口卫生保健需要，人们健康需要中最重要的、最基本的、不可缺少的药品，并制定了第一版的基本药物示范目录，该目录共收录 205 个药品品种，其所遵循的原则是有效、安全以及成本效果[②]，以限制处方者在药物使用中的权限，并规定该目录每两年更新一次。2011 年颁布的 WHO 基本药物示范目录（第 17 版）包含核心目录和补充目录，涉及 29 个大类，445 种药品。[③]

1985 年，WHO 召开了具有里程碑意义的内罗毕会议，扩展了基本药物的概念，指出基本药物是能满足多数人卫生保健需要的药物，国家应保证生产和供应；[④] 除此之外，还应高度重视合理用药，

---

① WHO, *The Selection of Essential Drugs: Report of a WHO Expert Committee*, Geneva: WHO, 1977.

② 叶露：《国家基本药物政策研究》，博士学位论文，复旦大学，2008 年。

③ WHO, *The WHO Model Lists of Essential Medicines*, 17th edition, May, 2012, http://www.who.int/medicines/publications/essential medicines/en/index.html.

④ Anon, "The Rational Use of Drugs: Report of the Conference of Experts", Nairobi, 25–29 November 1985, *Bmj Clinical Research*, Vol. 2, No. 4777, 1987, p. 232.

也就是基本药物还必须与合理用药相结合，自此，全球开始了致力于促进合理处方，普及基本药物可获得性的活动。

1988 年，WHO 首次制定了《国家药物政策指南》①，并于 1995 年在澳大利亚悉尼召开了"国家药物政策"国际会议②。1997 年，WHO 指出，从推动合理用药的政治模式来看，药品不仅是防治疾病的物质和具有内在价值的可上市成果，也是国家政策的工具，药物政策及有关用药问题是有高度政治内涵的领域。③

2002 年，为了更精确地表述基本药物，将基本药物从"Essential Drugs"改成"Essential Medicines"，并明确定义为：基本药物是指能满足人们卫生保健需求优先选择的药物，是按照一定的遴选原则，经过认真筛选确定的数量有限的药物；并在现有医疗保健体系下，人们能获得所需数量的具有合适的剂型、可承受的价格、质量优良、药品信息客观准确的基本药物。④

我国政府于 1979 年 4 月积极响应并参与 WHO 的"基本药物行动"计划，成立了"国家基本药物遴选小组"，并将我国基本药物定义为"医疗卫生、防病治病及计划生育等必需的、疗效比较确切、安全可靠、适合国情的药物"。1992 年为配合医保制度改革，同时促进合理用药，卫生部发布《制定国家基本药物工作方案》，明确了"国家基本药物是指从我国目前临床应用的各类药物中经科学评价而遴选出的，在同类药品中具有代表性的药品"，其特点是疗效确定、不良反应小、价格合理、质量稳定、使用方便等。2009 年 8 月正式启动实施国家基本药物制度，并将其定义为：对基本药物目录制定、生产供应、采购配送、合理使用、价格管理、支付报

---

①　WHO, *Guidelines for Developing National Drug Policies*, Geneva：WHO, 1988.

②　WHO, *Contribution to Updating the WHO Guidelines for Developing National Drug Policies*, Report of the WHO Expert Committee on National Drug Policies, Geneva：WHO, 1995.

③　WHO, *The Use of Essential Drugs*, Seventh Report of the WHO Expert Committee, WHO Technical Report Series, No. 867, Geneva：WHO, 1997.

④　WHO, *The Selection and Use of Essential Medicines* (*includes the WHO Model List of Essential Medicines*), Technical Report Series No. 914, Geneva：WHO, 2002.

销、质量监管、监测评价等多个环节实施有效管理的制度。其主要
目的是改善目前的药品供应保障体系，保障人民群众的安全用药。

二　药物可获得性

（一）国外研究与实践

澳大利亚 1948 年开始实施药品津贴计划（PBS），基本药物要
经过多个部门层层审核，每年都会更新，药物实施集中采购。药品
价格咨询委员会（PBPA）将药品价格同销售数量联系起来，以促
进基本药物的供应。① 1978 年世界卫生大会通过了第 31 号、第 32
号决议，敦促成员国建立国家基本药物目录和能满足需要的采购系
统。同年，阿拉木图宣言为卫生体系确定了以基本医疗卫生为核心
的服务模式，其中基本药物成为基本医疗卫生八个组成部分之一。
为确保基本药物发挥作用，1979 年建立基本药物行动规划，并于
1981 年成立了基本药物行动委员会，支持成员国确保正常供应有质
量保证、价格低廉的药物。印度于 1994 年开始实行基本药物政策，
在德里建立了计算机智能系统，通过"药物贮存目录"查看各医院
的用药信息，以保证药品在医院不过期及 24 小时内能将紧缺药品送
至医院。② 2005 年，WHO 发布了《西太平洋地区改善基本药物可
获得性区域战略：2005—2010 年》，强调应加强国家药物政策的实
施，以及基本药物目录和标准治疗指南的制定。③

津巴布韦通过颁布标准诊疗指南，并采用"口袋书"的形式，
促进了基本药物的宣传和合理使用。另外，其在基本药物供应保障
体系建立方面的经验值得借鉴，该国通过建立混合药品供应系统，
实现多种药品供应模式并存，以满足不同情况下的药品需求，保证
基本药物的可及性。该国对于医疗机构需求比较大的基本药物采用

---

① WHO, *WHO Medicines Strategy 2008 - 2013*, Draft 8（13 June 2008），pp. 4 - 5.
② 朱文涛：《国内外基本药物制度建立与推行模式的比较研究——以中印两国对比为例》，载《2008 年中国药学会学术年会暨第八届中国药师周论文集》，2008 年。
③ WHO/WPRO, *Regional Strategy for Improving Access to Essential Medicines in the Western Pacific Region*, 2005 - 2010, WHO, 2005.

中央药房批量采购、储存和经销的方式，对于使用量较少的专科药物，通过与生产、配送厂家签订长期合同，通过年度招标确定年度价格，确定 20 多家相关医疗机构根据需求下订单，药品直接配送到医院；对于特殊的专科药品，如抗肿瘤药物等直接经卫生部长批准单独采购。同时，津巴布韦还根据药品用量和临床重要性，从《基本药物目录》中挑选出常用药和急救药作为保证供应的优先项目。①

肯尼亚成立了国家药事医疗委员会来专门负责制定和更新肯尼亚基本药物目录，同时政府要求医疗机构建立药学和治疗机构委员会以及国家药品信息体系对基本药物制度的实施进行监督评估；通过提供奖励、修订药品专利法、采用减税措施、支持企业研发等保障基本药物的供应。②

Maiga D. 等研究了马里的基本药物制度实施情况，指出政府的市场管理以及法律规范不会对药物的供应产生负面影响，马里的基本药物制度将向着有利于人民的方向发展。③ De Oliveira L. C. 等对巴西的基本药物制度进行了研究，指出巴西许多城市基本药物供给有效性和持续性差，配送者多缺乏资质，缺乏充足的储存条件危及药品质量。④ Dipika Bansal 等通过对印度基本药物的可获得性以及基本药物使用的研究，发现印度国内的 1.2 亿人口面临着不能获得所需要的基本药物的风险，建议在现有医疗保健体系下采取相应的措施来提升基本药物的可负担性以及可获得性。⑤ Seoane，Vazquez E.

---

① 武瑞雪：《基本药物制度实施的国际经验》，《中国药房》2007 年第 17 期。

② 李颖：《基本药物制度先驱——肯尼亚基本药物制度》，《医院院长论坛》2011 年第 6 期。

③ Maiga, D. , Williams-Jones, B. , "Assessment of the Impact of Market Regulation in Mali on the Price of Essential Medicines Provided through the Private Sector", *Health Policy*, No. 10, 2010, pp. 130–135.

④ De Oliveira, L. C. , et al. , "Pharmaceutical Assistance in the Basic Units of Health: From the National Drug Policy to the Basic Attention to Health", *Cien Saude Colet*, Vol. 15, No. 3, 2010, pp. 3561–3567.

⑤ Dipika Bansal, et al. , "Accessibility and use of essential medicines in health care: Current progress and challenges in India", *Journal of Pharmacology and Pharmacotherapeutics*, Vol. 4, No. 1, 2013, pp. 13–18.

等从圭亚那的国家监管机构、公共采购机构、药店等收集的定量资料及与利益相关者定性访谈的资料分析得出，基本药物的可获得性差，主要原因是缺乏国家药物政策和法规，药物不合理使用，资金不足，人力资源短缺等，进一步提出加强国家公共卫生职能，建立健全国家药物政策和定价政策，完善药品融资、采购、供应等环节的一些措施。Tetteh 指出，非洲不能获得基本药物民众较多，药品价格制定时应考虑到药品购买者和提供者双方的可接受程度。① Anson 等关注危地马拉儿童基本药物的可得性，认为当地儿童基本药物可获得性较低，提出可以通过完善基本药物目录、将儿童基本药物纳入国家采购清单的方式进行改善。②

（二）国内研究与实践

1981 年，我国发布了第一版《国家基本药物目录——西药部分》，将基本药物划分为 52 个大类，共收录 280 个品种。1996 年、1998 年、2000 年、2002 年和 2004 年我国政府对基本药物目录进行了五次修订③，其中 1996 年的基本药物达到了 2511 种，后几次的修订中，基本药物种数逐渐减少，分别为 2310 种、2019 种、2001 种和 2033 种，2004 年修订的《国家基本药物目录》包括了 1260 个中成药品种和 773 个化学药品、生物制品品种。2006 年 10 月中共十六届六中全会明确提出"建立国家基本药物制度，整顿药品生产流通秩序，保证群众基本用药"，国家发改委、卫生部、国家食品药品监督管理局等部门根据党中央建设国家基本药物制度的部署，积极发挥政府职能部门的监督、调控作用，鼓励企业降低成本，生

---

① Tetteh, E. k., "Providing Affordable Essential Medicines to African Households: The Missing Policies and Institutions for Price Containment", *Social Science Medicine*, Vol. 66, No. 3, 2008, pp. 569 – 581.

② Anson, A., et al., "Availability, Prices and Affordability of the World Health Organization's Essential Medicines for Children in Guatemala", *Global Health*, Vol. 8, No. 1, 2012, p. 22.

③ 李雷旻：《国家基本药物制度的发展与探讨》，《中国民族民间医药》2009 年第24 期。

产有质量保证的基本药物。

　　于娣通过对国家基本药物制度实施过程中出现的问题进行分析，认为在贯彻基本药物制度时，以省为单位的基本药物集中采购存在价格较高，财政补偿办法、补偿渠道不明晰，基本药物目录中的药品不能满足基层医疗机构用药需求，基本药物配送不及时，政府监管不到位等问题。[①] 李颖运用焦点小组访谈分别对基本药物制度实施的各利益相关者展开调查：卫生局和社区管理中心专题小组讨论认为，国家基本药物目录品种尚不能满足居民需求，目录遴选没有考虑人群和地区的差别；基层医疗卫生机构专题小组讨论认为，基层和上级医疗卫生机构需建立统一的用药和诊疗制度，目录遴选应结合社会、经济发展和人群疾病谱的变化；基层医疗卫生机构费用补偿不到位导致医生基本药物使用意愿不强；基本药物生产企业专题小组讨论认为，基本药物的价格并不是越低越好，盲目降价最终会损害患者利益；药物配送企业专题小组讨论认为，解决居民反映的基本药物断货和缺货现象需要从多环节入手，并不仅是配送的问题。[②]

　　杨慧云指出，基本药物制度实施后，山东省农村地区基本药物的可获得性较高，基本药物对于大部分农村居民来说可负担性良好，但对低收入者来说负担相对较重，基本药物不合理使用的现象普遍存在。[③] 徐伟运用 WHO/HAI 的标准化方法对江苏省基层医疗机构、非基层医疗机构的基本药物可获得性展开研究，发现基层医疗卫生机构基本药物可获得性略高于非基层医疗卫生机构。[④] 张新平从处方角度对社区卫生服务机构基本药物可获得性进行评估，发

---

①　于娣：《国家基本药物制度实施过程中出现的问题和解决对策》，《中国卫生经济》2011 年第 12 期。

②　李颖：《基于焦点组访谈法对北京市实施国家基本药物制度主要问题的调查分析》，《中国药房》2013 年第 44 期。

③　杨慧云：《山东省农村地区基本药物的可及性研究》，硕士学位论文，山东大学，2012 年。

④　徐伟：《江苏省基本药物可获得性实证研究》，《中国药房》2013 年第 3 期。

现其可获得性很低，建议进一步落实基本药物制度、建立合理的补偿机制。[①] 管晓东运用改进的 WHO/HAI 调查方法对基层医疗机构的基本药物可获得性进行研究发现，基层医疗机构基本药物配备率低，药物可获得性还有待提升；此外，国家基本药物目录也有待进一步调整和完善。[②] 袁泉对基本药物可获得性障碍的成因进行研究发现，影响基本药物可获得性的主要原因是价格低廉的特征与供应链逐利倾向之间存在矛盾以及药品定价与审批制度。[③] 刘军对基层医疗机构基本药物可获得性存在的问题研究发现，基本药物使用率普遍偏低，药品短缺、断库现象严重，部分药品遴选不科学、不能满足临床的正常需求。[④] 徐悦从基本药物的生产、流通以及使用环节分析了基本药物可获得性障碍因素，认为需进一步优化基本药物招标采购及配送机制，取消"以药养医"体制并完善相关配套政策。[⑤] 赵阳等讨论了基本药物配送过程中存在的部分问题：一是基本药物利润低，商业公司动力不足；二是配送企业的评价标准不明确；三是药品流通企业布局不合理，并借鉴日本的药品流通体制提出了加强监管，完善"两网"，增强药企流通实力以及建立 JIT 采购模式等建议。[⑥] 左根永对我国农村地区基本药物的供应保障体系进行了研究，对基本药物的供应保障体系制度进行了设计。[⑦]

张瑜[⑧]采用世界卫生组织（WHO）和国际健康行动组织（HAI）

---

① 张新平：《社区卫生服务机构基本药物可获得性研究》，《中国卫生政策研究》2010 年第 6 期。
② 管晓东：《我国基本药物可获得性评价实证研究》，《中国药房》2013 年第 24 期。
③ 袁泉：《基本药物可获得性障碍研究》，《上海医药》2010 年第 3 期。
④ 刘军：《基层医疗机构基本药物可获得性存在的实际问题与对策》，《中国药业》2012 年第 22 期。
⑤ 徐悦：《基本药物可获得性：障碍及清除》，《中国医疗保险》2013 年第 1 期。
⑥ 赵阳等：《国家基本药物制度配送环节相关问题探讨》，《中国药房》2010 年第 10 期。
⑦ 左根永：《我国农村地区基本药物供应保障体系研究——制度设计、运行结果和交易费用》，博士学位论文，山东大学，2012 年。
⑧ 张瑜：《基于 WHO/HAI 标准调查方法的南京市基本药物可获得性及可负担性调查分析》，《中国药房》2015 年第 30 期。

共同制定的标准调查方法，以 6 种临床发病率高的疾病为调查对象，对南京市公立医疗卫生机构和社会零售药店的可获得性情况进行抽样调查和评价。研究结果表明：南京市基本药物在社区卫生服务中心的可获得性低于公立医院和社会零售药店，最低价格仿制药（LPGs）可获得性远远高于原研药（OBs）。方龙宝①从需方的视角，采用文献分析法、关键人物访谈法以及现场调查法，对山东省三县农村家庭居民所购药品进行调查，分析农村居民所购药品为基本药物的比例及采购体系分布。研究发现，山东省农村居民基本药物的可获得性不高，并且在购买机构、病种方面存在较大差异。建议提高基层医务人员在基本药物目录制定和调整中的参与度；加强对基本药物目录使用情况的评估，并根据实际情况对目录进行调整；各类机构应坚持优先配备和使用基本药物；坚持基本药物集中招标采购制度，规范基层医疗卫生机构药品采购行为的比例。

谢宁②采用世界卫生组织（WHO）/国际健康行动组织（HIA）标准调查法对上海市青浦区公立医疗卫生机构中 30 种基本药物的可获得性情况以及不同级别医疗卫生机构所用基本药物的相关性进行调查和评价。研究表明，青浦区基层医疗卫生机构基本药物的配备率和可获得性较二、三级医疗卫生机构低，基层医疗卫生机构与三级医疗卫生机构所用基本药物相关性较差。建议青浦区基本药物配备政策可从基本药物的相关性方面进一步改善，缩小本地区基本药物产地相符率；而对于仿制药应从生物等效性方面进一步研究和改进，提高其与原研药的生物等效性差距，从而保证其临床疗效。

时敏③通过分析青海省基层医疗卫生机构基本药物配送情况，结合现行的基本药物相关规定，总结卫生行政部门制定的配送企业

---

① 方龙宝：《基于需方视角的山东三县农村居民基本药物可获得性研究》，硕士学位论文，山东大学，2016 年。
② 谢宁：《上海市青浦区公立医疗卫生机构基本药物可获得性的实证研究》，《中国药房》2016 年第 24 期。
③ 时敏：《青海省基层医疗卫生机构基本药物配送存在的问题及应对策略》，《中国药房》2016 年第 15 期。

遴选招标工作流程各环节存在的问题：青海省在实施国家基本药物制度后，药品流通领域产业资源进一步整合，产业结构得到优化升级，基本药物配送率得到全面提高。但在基本药物配送的过程中，仍存在药品配送批发和销售企业垄断现象严重、缺乏竞争机制，部分中标药品供货不足、配送率低，相关管理机构监管力度不够，药品零售门店区域分布不合理，配送企业素质较低等问题。

汤少梁[①]在理顺江苏省基本药物集中采购的考核评价体系的基础上，分析考核结果，以探究考核体系存在的问题，分析显示，江苏省基本药物集中采购考核体系存在以下缺陷：针对基层医疗卫生机构的考核流于形式；二级以上医疗机构使用基本药物要求不明确；供货企业在基本药物集中采购的考核中责任无法完全区分等。

三 药物可负担性

（一）国外研究

印度于 1994 年开始实行的基本药物政策，在基本药物的采购方面采取地区政府集中招标采购的方式，建立地区药品采购、储存和配送中心，并设置"双信封制"，分别为商务标和经济技术标，在一定程度上控制了药品价格。[②] 泰国政府为了解决药品采购中效率低、价格高和质量受质疑的问题，于 1990 年建立了省级联合药品议价系统及供应商资格预审机制，确保公立医疗机构采购质优、价廉的药品。由所有地区医院的药师组成采购委员会，提出候选企业名单，由每家医院制订年度采购计划，集中制订出省级计划，供应商根据计划给出报价，价格一年有效，在达到质量标准的前提下，选择性价比最高、报价最低的厂家作为药品供应商。随后，医疗机构根据需求直接向中标公司提出订购计划，并由中标公司将药品直接

---

① 汤少梁：《基本药物集中采购的评价体系与优化策略研究》，《中国全科医学》2015 年第 1 期。

② 朱文涛：《国内外基本药物制度建立与推行模式的比较研究——以中印两国对比为例》，载《2008 年中国药学会学术年会暨第八届中国药师周论文集》，2008 年。

送到医疗机构，实践证明，这个联合议价系统使得药品价格降低了将近20%。[①]

　　T. P. Millar 等将 WHO 的基本药物目录药品与美国的首选药物名单药品进行了比较研究，指出把基本药物概念引入首选药物名单不仅可以降低成本，还可以为美国低收入的病人提供更加公平和有证可循的卫生服务。[②] 澳大利亚国内面临着药品费用居高不下的局面，为有效减轻群众的用药负担，政府通过药品津贴计划（PBS）向在医院以外就诊的患者提供的药品采取价格谈判和费用控制的措施，其最终确定价格的主要依据是药物经济学评价中所使用的价格。经过多年努力，现在澳大利亚的药品价格已低于欧盟的平均水平。[③] A. Cameron 等将 36 个发展中国家和中等收入国家对药品价格调查的 45 项研究结果进行二次分析，结果显示：公立医疗机构的政府采购价在美洲、地中海东部和东南亚的一些国家接近或低于国际参考价格，在非洲、欧洲和西太平洋地区平均高出国际参考价格的 34%—44%[④]。

　　（二）国内研究

　　彭婧的研究结果显示，安徽、浙江两省基本药物省级统一招标价格平均降幅为 25%—55%。[⑤] 李永斌的研究结果显示，在门诊次均费用方面，实行零差率的社区卫生服务中心（184.10 元）高于未

---

　　①　Mongkol, N. A., et al., "Good Drugs at Low Cost: Thailand's Provincial Collective Bargaining System for Drug Procurement", *Essential Drugs Monitor*, No. 25 – 26, 1998, pp. 5 – 6.

　　②　Millar, T. P., et al., "Applying the Essential Medicines Concept to US Preferred Drug Lists", *American Journal of Public Health*, Vol. 101, No. 8, 2011, pp. 1444 – 1448.

　　③　石光：《澳大利亚的药品消费与管理》，《中国全科医学》2003 年第 2 期。

　　④　A. Cameron, et al., "Medicine Prices, Availability, and Affordability in 36 Developing and Middle – Income Countries: A Secondary Analysis", *The Lancet*, Vol. 373, No. 9659, pp. 240 – 249.

　　⑤　彭婧：《基于利益相关者理论的国家基本药物制度评价研究》，硕士学位论文，安徽医科大学，2011 年。

实行的社区卫生服务中心（172.59元）。① 宋燕通过对基本药物制度实施前后山东省某县乡镇卫生院的调查发现：基本药物制度实施后，样本乡镇卫生院药品平均价格、门诊次均费用、住院次均费用、年药品收入均出现下降。② 杨爽研究发现，基本药物制度的实施有效降低了社区卫生服务机构患者的药品费用，但是存在目录内药品利用率不高、财政补偿不能及时到位、药品采购周期过长、宣传培训力度有待加强等问题。③ 张研通过对13家社区卫生服务中心基本药物制度实施前后的财务运行状况进行分析，认为实施基本药物制度使略有结余的社区卫生服务中心出现了财政亏欠，影响了社区卫生服务中心的正常运行。同时又优化了社区的财政收支结构，使药品更加便宜，社区居民受益。④

李峰运用WHO/HAI的标准化调查方法对广州市社区卫生服务机构基本药物的可及性分析发现，基本药物制度实施后，品牌药和最低价等效仿制药的可获得性中位数分别是13.16%和42.11%；26个专利药采购价格的中位数是国际参考价格的5.41倍，基本药物的零售价比其采购价高出15%—20%；少数常见病的药品费用超出了大多数人群的经济承受能力。⑤ 张莹芳运用WHO/HAI的标准化方法对西部地区的5个省、自治区进行实地调研，获取了这些地区的基本药物的可负担性情况，认为基本药物治疗一些常见疾病的可负担性并不高，药物治疗费用的两极分化非常明显，用不同药物治疗

———————

① 李永斌：《社区卫生服务机构基本药物制度实施现状与成效研究》，博士学位论文，华中科技大学，2011年。

② 宋燕：《实施国家基本药物制度对山东省某县乡镇卫生院的影响调研及政策建议》，《中国药房》2013年第8期。

③ 杨爽：《山东省社区卫生机构基本药物实施现状调查》，《中国卫生事业管理》2011年第12期。

④ 张研：《实施基本药物制度对社区卫生服务中心运行状况的影响》，《中国卫生事业管理》2011年第11期。

⑤ 李峰：《广州市社区卫生服务机构基本药物可获得性调查》，《中国卫生经济》2011年第8期。

相同疾病的可负担性差异较大。① 李婉莹对上海市实施国家基本药物制度后患者药品经济负担进行研究，发现基本药物制度实施后，药品费用有所下降，但患者感受不明显，且城乡患者经济负担差距较大；社区卫生服务中心存在一定程度的多做检查和"开贵药"的倾向，医师的诊疗行为仍有待规范。② 李显文运用 WHO/HAI 的标准化方法对药物可负担性进行分析，发现不同品种、不同类别药品费用可负担性有差异，品牌药较差，仿制药较好；不同类机构间药品费用可负担性有差异，公立机构较差，药店较好；不同类机构均有常见病治疗药品缺乏等问题。③ 叶露对基本药物可负担性研究显示，政府应当通过降低公立医疗机构药品差价率、强制实行通用名替代政策、鼓励企业生产价廉经典的基本药物等途径降低药品费用，提高医疗保障的公平性等。④ 徐伟认为，应大力推广和普及应用《基本药物临床应用指南》和《基本药物处方集》，完善基本药物招标制度，进一步调整原研药价格，进而降低群众负担。⑤ 王潇⑥以陕西省为调研区域，用世界卫生组织（WHO）和国际健康行动组织（HAI）共同制定的 WHO/HAI 标准化法，对陕西省西安市和安康市的公立医院、药品批发企业、配送企业等机构进行实地调研，分析两个地区的儿童基本药物价格成分。结果显示，"三统一"药品总加成率较非"三统一"药品低；原研药的平均总加成率与仿制药的平均总加成率相近，但加价金额仍过高；注射剂型的平均总加成率最高；从批发商到医院中间环节的费用加成占比较大。

---

① 张莹芳：《我国西部地区部分省市的基本药物可负担性实证研究》，《中国医药指南》2013 年第 3 期。
② 李婉莹：《上海实施国家基本药物制度后患者药品经济负担变化研究》，《中国药房》2012 年第 44 期。
③ 李显文：《基本药物制度下药品费用可负担性实证分析》，《中国农村卫生事业管理》2013 年第 1 期。
④ 叶露：《上海市基本药物可负担性实证研究》，《中国卫生资源》2008 年第 4 期。
⑤ 徐伟：《我国基本药物可负担性实证研究》，《中国药房》2012 年第 40 期。
⑥ 王潇：《陕西省儿童基本药物价格成分研究》，《中国药房》2015 年第 6 期。

四 药物的合理使用

（一）国外研究

1985 年，WHO 提出合理用药的概念。合理用药是指用药适合用药者的临床需要，剂量符合个体化要求，疗程足够，费用对用药者及其所在社区最低。[①] 20 世纪 90 年代以来，国际上药学界赋予合理用药更完整的定义：以当代药物和疾病的系统知识和理论为基础，安全、有效、经济、适当地使用药物。[②] 1989 年，在 WHO 支持下建立了合理用药国际网络（INRUD），它是由各参加国组成的成员小组构成的网络，以促进合理用药为目标。[③] 这标志着 WHO 实施基本药物制度与促进合理用药的并轨。1993 年 WHO 和合理用药国际网络组织（International Network for Rational Use of Drugs，INRUD）合作，推出了《如何在卫生机构调查药物使用：选择指标》一书，指导各国政府更好地测量药物的合理使用情况。书中指出，测量合理用药的指标有三类，分别是处方结构指标、机构特别指标和患者医疗指标[④][⑤][⑥]，并确定了部分指标的国际参考值：平均处方用药数为 1.6—2.8 种，抗生素使用率为 20.0%—26.8%，注射剂使用率为 13.4%—24.1%[⑦]。1997 年，WHO、MSH 以及 INRUD 在泰国召开的改善用药国际会议上指出，不合理用药的普遍存在，不只是简单的知识与信息不足造成的，而是一个复杂的问题，因而需要采取

---

① 唐镜波：《基本药物、基本医疗卫生服务、合理用药的实践与依存性》，《中国药房》2010 年第 12 期。

② 吴永佩：《药学综合知识与技能》，中国医药科技出版社 2000 年版。

③ Ross – Degnan，D.，et al.，"A Strategy for Promoting Improved Pharmaceutical Use：The International Network for Rational Use of Drugs"，*Social Science & Medicine*，Vol. 35，1992，pp. 1329 – 1341.

④ 张新平：《WHO 促进合理用药的核心政策及干预措施》，《中国卫生质量管理》2003 年第 6 期。

⑤ 曾繁典：《国家药物政策与临床合理用药》，《医药导报》2003 年第 1 期。

⑥ 李青：《制定我国国家药物政策的紧迫性及其建议》，《药物流行病学杂志》2003 年第 6 期。

⑦ 唐镜波：《合理用药调研的国际指标》，《中国药房》1995 年第 4 期。

复合的政策。①

　　1990 年英国出台了目标处方预算和全科医生资金持有制，规定如果用药超标，医生会被警告甚至取消一定期限内的处方资格。② 1994 年法国推行临床治疗指南，其内容包括抗菌药物、老年用药等处方意见，规定遵从指南的医生将多得 5% 的奖金，反之则被罚款，当年法国减少了 15% 的抗菌药物处方。③ 澳大利亚政府制定了恰当、安全和合理的用药策略，设立了专门的国家处方处对医生处方行为进行管理。④ 印度德里地区制定了地区药品处方集，提供基本药物目录上药品的最新信息，免费发放给药师和所有医务人员，并加强地区药品监管机构建设，开展促进合理用药的活动。⑤ 印度德里地区为解决昂贵药物和抗生素滥用的问题，通过建立制度规范约束医师和医院的行为，出台供初级医疗保健中心和各医院门诊部使用的标准治疗指南，规定综合性医院只能有 10% 的药品支出可超出《基本药物目录》，专科医院可有 20% 的药品支出超出《基本药物目录》。⑥ 2002 年，美国国际开发署的合理用药管理部门制定了医院抗菌药物调研方法与指标，包括 4 个大项共计 15 个小项，涉及医院管理指标、处方指标、患者关怀指标和补充指标，该方法被 INRUD 推荐用于住院病人抗菌药物使用情况的研究。⑦

　　P. Paredes 等学者在认知心理理论和期望理论基础上结合医生处方行为调查，总结了影响基层医生处方行为的影响模型，该模型认

① 杨小兵：《中国西部农村县、乡、村三级医疗机构合理用药研究》，博士学位论文，华中科技大学，2006 年。

② 孙静：《英国与德国药品处方预算制度比较》，《中国药事》2003 年第 4 期。

③ Silvia, M., et al., "European Healthcare Policies for Controlling Drug Expenditure", *Pharmacia economics*, Vol. 21, No. 2, 2003, pp. 89 – 103.

④ 赵静：《国外基本药物政策解析及借鉴》，《中国药业》2010 年第 12 期。

⑤ 孙静：《WHO 基本药物概念与国家实践》，《中国卫生政策研究》2010 年第 1 期。

⑥ Chaudhury, R. R., et al., "Quality medicines for the poor: experience of the Delhi programme on rational use of drugs". *Health Policy Plan*, Vol. 20, No. 2, 2005, pp. 124 – 136.

⑦ The U. S. Agency for International Development, "How to Investigate Antimicrobial Drug Use in Hospitals: Selected Indicators", http://www.inrud.org/documents/upload/How_ to_ Invesitigate_ Antimicrobial_ Drug_ Use_ in_ Hospitals.pdf.

为，在处方决策中医生的用药知识，即认知起着关键作用，但同时其他因素会中和知识对用药决策的影响程度。[①] Bruce 等对抗生素处方相关因素进行了研究，在研究合理用药的方法上进行了有益的探索。[②] Christine Y. Lu 等对德国基层医疗机构中的患者的用药情况进行研究发现，大多数老年患者以及患有呼吸困难和高血压的患者更易发生多重用药。[③] Fillit 等对美国家庭医生开具的处方进行研究发现，家庭医生开具的老年人处方更容易发生不合理的多重用药。[④] Atle Fretheim 等对印度的抗生素使用情况进行了调查，发现印度抗生素处方使用率高达 63.5%。[⑤] Kathleen 等对欧洲的抗生素使用情况进行了研究，发现希腊和法国的抗生素滥用较为严重，每千人口 DDD 约为 30，而荷兰相对较少，为其一半左右。[⑥]

（二）国内研究

我国从 20 世纪 80 年代开始在部分城市开展了合理用药的调查研究，但仅限于对病例进行回顾性分析。[⑦] 1999 年在世界银行贷款的支持下，我国重庆、安徽等部分地区开始试点基本药物和合理用

---

① Paredes, P., et al., "Factors Influencing Physicians' Prescribing Behavior in the Treatment of Childhood Diarrhea: Knowledge May Not Be the Clue", *Social Science Medicine*, Vol. 42, No. 8, 1996, pp. 1141 – 1153.

② Bruce, L., et al., "Factors Associated with Antibiotic Prescribing in a Managed Care Setting", *Social Science & Medicine*, Vol. 45, No. 12, 1997, pp. 1767 – 1779.

③ Christine Y. Lu, "Interventions Designed to Improve the Quality and Efficiency of Medication Use in Managed Care: A Critical Review of the Literature 2001 – 2007", *BMC Health Services Research*, No. 8, 2008, p. 75.

④ Fillit, H. M., et al., "Poly Pharmacy Management in Medicare Managed Care: Changes in Prescribing by Primary Care Physicians Resulting from a Program Promoting Medication Reviews", *American Journal of Managed Care*, Vol. 5, No. 5, 1999, pp. 587 – 594.

⑤ Atle Fretheim, et al., "Rational Prescribing in Primary Care (RaPP): A Cluster Randomized Trial of a Tailored Intervention", *PLoS Medicine*, Vol. 3, No. 6, 2006, p. 134.

⑥ Kathleen Holloway, et al., *Rational Use of Medicines*, *The World Medicines Situation* 2011 (3rd Edition), Geneva: World Health Organization, 2011.

⑦ 杨小兵：《中国西部农村县、乡、村三级医疗机构合理用药研究》，博士学位论文，华中科技大学，2006 年。

药政策，对合理用药以及控制药费进行了积极探索。①② 2001 年卫生部—联合国儿童基金会的初级卫生保健项目对我国部分地区的不合理用药现象进行了调查研究，并采取了适宜的干预措施，取得了较好效果。③ 2005 年，卫生部出台了《抗菌药物临床应用监测方案（技术部分）》，规定了 5 个指标来监测合理用药情况。2006 年卫生部发布《处方管理办法》，对处方的书写、开具、调剂、监督管理、保存等各个方面进行了详细的规定。2012 年卫生部发布《抗菌药物临床应用管理办法》，对抗菌药物使用及管理单位的责任与义务、抗菌药物的使用、管理与监督等进行了全面的规定。

杨军华对我国农村地区合理用药干预措施进行了评价研究，提出了我国农村基层医疗机构门诊病人合理用药评价标准参考值④。杨小兵研究了中西部地区县、乡、村三级医疗机构合理用药情况，发现县级医疗机构不合理用药情况非常严重，新农合政策有助于规范用药行为，促进合理用药。⑤ 凌春笋等对安徽地区村卫生室的用药情况进行了研究，指出处方费用呈现上涨趋势，抗生素联用频繁。⑥ 刘建美对基本药物制度实施后县级医疗机构合理用药情况进行了研究，指出我国目前促进合理用药的措施效果并不明显，抗生素使用率过高，应加强对医生的基本药物知识培训。⑦ 单楠、傅鸿

---

① 马静：《中国西部农村村卫生室医药费用水平及其影响因素》，《中国初级卫生保健》2003 年第 10 期。

② 张翔：《贫困地区乡镇卫生院处方质量分析》，《中国农村卫生事业管理》2003 年第 12 期。

③ 姚岚：《中国农村规范基层卫生人员用药行为研究》，《中国卫生经济》2002 年第 6 期。

④ 杨军华：《我国农村地区合理用药干预措施评价研究》，硕士学位论文，华中科技大学，2006 年。

⑤ 杨小兵：《中国西部农村县、乡、村三级医疗机构合理用药研究》，博士学位论文，华中科技大学，2006 年。

⑥ 凌春笋等：《农村地区村卫生室用药情况监测与评价》，《安徽医药》2009 年第 7 期。

⑦ 刘建美：《基于国家基本药物政策的县级医院合理用药现状研究》，硕士学位论文，山西医科大学，2011 年。

鹏对北京市实施基本药物制度的 20 家社区卫生服务机构以及 30 家
乡镇卫生院的抗生素使用情况进行了研究，发现农村的不合理用药
现象比城市严重。① 祝小英对基本药物制度实施后乡镇卫生院儿科
抗生素使用进行了研究，指出抗生素使用率变化不大。② 李新泰对
山东省试点基本药物制度的乡镇卫生院的合理用药情况进行了研
究，指出基本药物制度在促进合理用药方面起到了作用。③ 陈麒骏
对成都市基本药物制度的初步效果进行了研究，指出合理用药情况
变化不明显。④ 汪胜对浙江省基本药物制度试点地区社区卫生服务
中心的合理用药情况进行了研究，指出基本药物制度在促进合理用
药方面作用不大。⑤ 李玉珍研究了深圳市实施基本药物制度对社康
中心用药的影响，指出合理用药情况有所改善。⑥ 周卫华对海门市
三阳镇卫生院基本药物制度实施前后的抗生素使用情况进行了研
究，指出基本药物制度实施后抗生素使用率有所下降。⑦ 张淑敏对
新疆生产建设兵团 2008—2010 年抗生素使用情况进行了研究，指出
联合用药有所下降，但是抗生素使用略有提高。⑧ 甄燕飞对广州市
六榕街社区卫生服务中心的处方进行了分析，指出药物使用基本合

---

① 单楠、傅鸿鹏：《国家基本药物制度对基层医疗卫生机构抗生素使用的影响》，
《卫生软科学》2011 年第 11 期。
② 祝小英：《基本药物制度实施前后乡镇卫生院小儿发热抗生素使用比较研究》，
《卫生经济研究》2011 年第 10 期。
③ 李新泰：《山东省基本药物制度对乡镇卫生院合理用药的影响》，《中国卫生经
济》2011 年第 4 期。
④ 陈麒骏：《成都市基层医疗机构基本药物制度初步实施效果调查》，《中国卫生政
策研究》2011 年第 9 期。
⑤ 汪胜：《浙江省基本药物制度对社区卫生服务中心合理用药的影响》，《中国农村
卫生事业管理》2011 年第 10 期。
⑥ 李玉珍：《实施基本药物制度对社康中心诊疗及用药的影响分析》，《中国药学杂
志》2011 年第 22 期。
⑦ 周卫华：《卫生院基本药物制度使用前后抗生素使用情况调查分析》，《中国医学
工程》2011 年第 11 期。
⑧ 张淑敏：《2008—2010 年应用抗菌药物的横断面分析》，《中华医院感染学杂志》
2011 年第 6 期。

理，但是抗菌药物和针剂使用率偏高①。

贾海艺②以山东省作为研究样本地区，对 2 市 13 家社区卫生服务中心基本药物制度实施前后指定月份内所有门诊处方进行调查。结果表明，基本药物制度实施后，单张处方用药品种数与处方书写清晰方面有所改善，但抗菌药物处方及注射剂处方明显增多，应加强用药监管力度，进一步规范处方行为。刘静③以酒泉市人民医院（综合性三级甲等）所有临床科室作为研究对象，探讨 PDCA 循环管理方法在医院基本药物管理中的应用及其对合理用药的影响。分析显示，虽然该方法在推行过程中存在一些问题，但是各级医务人员能够充分认识到优先使用基本药物的重要性，合理使用基本药物的意识普遍增强，不合理用药现象得到了明显遏制，医疗质量和管理水平也不断提高。PDCA 循环管理法是一种行之有效的管理方法，可在各级医疗机构的基本药物管理中推广应用。马勇④以四川省射洪县人民医院为研究样本，根据国家医改和合理用药工作的相关要求，分析了该院合理用药相关指标数据，并对周边的县级公立医院相关指标数据进行调查和分析，建立了包括行政管理指标、门诊管理指标、住院管理指标、药品采购管理指标等四部分共 36 项合理用药管理指标体系。郑晓峰⑤对比分析了张掖市人民医院国家基本药物制度实施前和实施后糖皮质激素类药物应用情况的变化。研究发现，国家基本药物制度实施后，该医院糖皮质激素类药物使用得到了有效控制，部分价格较贵的非基本药物使用比例显著下降，主要

① 甄燕飞：《社区卫生服务中心近两年处方点评汇总分析》，《今日药学》2011 年第 8 期。
② 贾海艺：《基本药物制度背景下山东省社区卫生服务中心门诊处方合理用药情况研究》，《中国卫生事业管理》2015 年第 7 期。
③ 刘静：《PDCA 循环原理下医院基本药物制度推行对合理用药的影响》，《中国现代应用药学》2016 年第 5 期。
④ 马勇：《我院合理用药管理指标体系的建立及应用》，《中国药房》2016 年第 3 期。
⑤ 郑晓峰：《国家基本药物制度实施前后我院糖皮质激素类药物应用情况分析》，《中国药房》2015 年第 12 期。

相关科室糖皮质激素类药物的处方量得到明显遏制，不合理处方比例也显著降低，临床用药更趋合理，但糖皮质激素类药物应用细节方面还有待进一步规范、完善。

五　药物可及性

（一）国外研究

世界各国为提高药物可及性采取了相应的措施，如南非为保证贫困和偏远地区的基本药物可及性，基本药物采购由公共部门药品采购联合体在全国统一进行，该机构通过价格谈判和招标的方式确定药品价格并签订合同，然后由省级卫生部门直接向药品供应商购买，同时建立仓库药品信息系统，记录各省政府和其他组织所购买的药品，以预测每年的药品需求量。[①]

Babar Zud 等运用标准化调查方法对马来西亚的药物可及性进行了相关的调查，显示药物可获得性比较低，而且还存在药物负担过重的问题。[②] Uzochukwu 等运用标准化调查方法对尼日利亚东南部21 个开展巴马科自主药物计划的初级卫生保健机构以及 12 个未开展 BI 计划的初级卫生保健机构进行调查，发现实施 BI 计划的初级卫生保健机构在药物可获得性的数量以及药品储存数量上均高于未实施的机构，而实施 BI 计划的机构在处方合理用药上不如未实施的机构。[③] Nunan 等研究了药店在提高基本药物可及性方面的作用，提出应制定标准的规范来保证基本药物的可及性。[④] Shehla Zaidi 等通过对政策制定者、卫生服务提供者、生产者、非政府组织以及专家

① 孙静：《WHO 基本药物概念与国家实践》，《中国卫生政策研究》2010 年第 1 期。

② Babar Zud, et al. , "Evaluating Drug Prices, Availability, Affordability, and Price Components: Implications for Access to Drugs in Malaysia", *PLoS Medicine*, Vol. 4, No. 3, 2007, pp. 466 – 474.

③ Uzochukwu. B. S. , et al. , "Effect of the Bamako – Initiative Drug Revolving Fund on Availability and Rational Use of Essential Drugs in Primary Facilities in South – East Nigeria", *Health Policy Plan*, Vol. 17, No. 4, 2002, pp. 378 – 383.

④ Nunan. M. , Duke. T. , "Effectiveness of Pharmacy Interventions in Improving Availability of Essential Medicines at the Primary Healthcare Level", *Tropical Medicine & International Health*, Vol. 16, No. 5, 2011, pp. 647 – 658.

的关键事件访谈，发现目前影响巴基斯坦基本药物可及性的因素主要涉及药品管理体系以及医疗保障体系的不健全，价格政策的不完善，不合理的处方以及药物可获得性较低。[1]

Gustafsson 等研究了 2000 年到 2010 年间基本药物综合战略在斯德哥尔摩的实施情况，发现人们对基本药物的认知率和使用率上升。[2] S. Flynn 等研究指出德里地区多数医生对基本药物制度持赞同态度，认为制度在改善公共卫生保健系统方面发挥了重要作用。[3] H. Saouadogo 评估了布基纳法索的公立医院 2009 年 9—12 月三个月基本药物的可用性，以及药品销售收入比例，结果显示：基本药物的可用性的平均增长率为 77.69%，公立医院药品总销售收入大约占总收入的 23.02%。[4]

（二）国内研究

蒋虹丽通过对安徽省、吉林省、陕西省、浙江省和重庆市 5 个样本省市的利益相关者焦点访谈，认为基本药物制度实施后，基层医疗机构药品配备趋于合理，药品价格呈现下降趋势，基层医疗机构门诊量上升，医生的用药习惯开始转变，但同时还面临着基本药物目录不能满足基层用药需求，居民对医药费用负担的感受不明显，基本药物配送不及时情况严重等问题。[5] 张丽青通过实地调研与文献研究，认为基本药物价格降低，乡镇卫生院收入结构发生改变，医生用药习惯改变，用药合理性增强，乡镇卫生院公益性逐步

---

① Shehla Zaidi, et al., "Access to Essential Medicines in Pakistan: Policy and Health Systems Research Concerns", *PLOS ONE*, Vol. 8, No. 5, 2013, pp. 1 – 10.

② Gustafsson, et al, "The 'Wise List' – A Comprehensive Concept to Select, Communicate and Achieve Adherence to Recommendations of Essential Drugs in Ambulatory Care in Stockholm", *Basic & Clinical Pharmacology & Toxicology*, Vol. 108, No. 4, 2011, pp. 224 – 233.

③ Flynn, S., et al., "An Economic Justification for Open Access to Essential Medicine Patents in Developing Countries", *Law Med Ethics*, Vol. 37, No. 2, 2009, pp. 184 – 208.

④ Saouadogo, H., "Measuring Availability, Affordability and Management of Essential Medicines in Public Hospitals of Burkina Faso", *World Hosp Health Serv*. Vol. 47, No. 1, 2011, pp. 8 – 11.

⑤ 蒋虹丽：《国家基本药物制度实施的阶段性效果和问题分析》，《中国卫生信息管理》2013 年第 1 期。

显现，不良职业行为得以遏制；但仍存在许多问题如政府补偿不到位，乡镇卫生院正常运行面临困难，实施基本药物制度配套政策落实缓慢，基本药物在遴选和定价方面存在问题，影响基本药物可及性和可负担性。① 杨爽对影响山东省农村居民基本药物认知的因素展开研究，发现性别、年龄、文化程度、收入水平、职业等均为知晓率的影响因素，政府需加大宣传力度，扩大传媒宣传的覆盖面，敦促医生在诊疗过程中普及基本药物知识，以提高农村居民的认知程度，促进基本药物可及性。②

代涛从基本药物的可获得性、可负担性以及合理用药方面对基本药物制度在基层医疗机构的运行效果展开研究，发现基本药物配备率和使用率逐年递增，可获得性提高，但有部分医生和患者认为不能满足治疗需求；基本药物采购价格和销售价格均下降，患者对改革后基本药物价格和费用的满意度较高，可负担性得到改善；处方用药更加合理。③ 王力结合国际经验从基本药物价格、筹资、供应三方面提出了提高我国基本药物可及性的政策建议。④ 席晓宇运用层次分析理论和"结构—过程—结果"评估理论构建了适合我国国情的基本药物可及性评估指标体系，并运用结构方程理论对所构建的指标体系进行评估。⑤ 李军运用制度经济学的理论方法分析影响我国基本药物可及性的障碍，发现基本药物的招标、生产、流通以及使用环节都在一定程度上影响着基本药物的可及性，建议优化基本药物的招标采购模式，增加对医疗机构的补偿以及对生产企业

---

① 张丽青：《基本药物制度实施对乡镇卫生院的影响和建议》，《中国卫生事业管理》2013 年第 6 期。
② 杨爽：《山东省农村居民基本药物认知与影响因素分析》，《医学与哲学》2012 年第 2A 期。
③ 代涛：《河南省基层医疗卫生机构基本药物制度实施效果》，《中国卫生政策研究》2013 年第 4 期。
④ 王力：《提高我国基本药物可及性的政策措施研究》，《中国卫生经济》2011 年第 7 期。
⑤ 席晓宇：《我国基本药物可及性评估体系研究》，载《2012 年中国药学会药事管理专业委员会年会暨"十二五"医药科学发展学术研讨会论文集》，2012 年。

实行适当的优惠政策等措施。[1] 刘宝从基本药物产业联动的角度提出阻碍我国基本药物可及性的障碍，基本药物可及性障碍既有基于供应角度的可获得性障碍又有基于需方角度的可及性障碍。[2] 商金鑫[3]运用北京市 2013 年糖尿病领域社保抽样处方数据，从可获得性、价格水平和可负担性的角度评价北京市基本药物的可及性，研究显示，北京市部分基本药物配备率极低，基本药物价格水平偏高，基本药物的致贫人数不容小视。建议加强对基本药物可及性的监测，并出台相应配套政策，加大常见疾病的报销比例，切实保障低收入者的基本医疗需求。

　　从现有文献来看，国内外针对基本药物可及性的研究已经取得了一定的成果。从研究内容上来看，目前的研究大部分是针对基本药物的可获得性、可负担性以及合理用药情况的分散研究，缺乏从系统角度开展研究，因而提出的政策建议并不全面；从抽样方法来看，现有研究主要以横断面研究为主，对基本药物制度实施前后的比较研究比较少；从研究的角度来看，目前大部分研究主要是从客观指标的供方角度进行可及性研究，而对于需方以及管理方视角下的研究比较缺乏；从研究深度上来看，国内的研究大部分得出我国基本药物的可及性较低的结论，但是并未深入探寻基本药物可及性低的深层次原因。本书遵循"现状分析—比较分析（时间序列比较、横断面比较）—综合评价—探寻影响因素—提出建议"的研究思路，立足于基本药物制度背景，借鉴 WHO/HAI 药品标准化调查方法，从"供方—需方—管理方"三方联动的视角下系统分析基本药物制度实施前后以及不同县（市、区）基本药物可获得性、可负担性以及合理用药情况的变化；在此基础上对基本药物制度实施前

---

　　① 李军：《我国基本药物可及性障碍的制度经济分析》，《中国药事》2012 年第 2 期。

　　② 刘宝：《论基本药物的可获得性和可及性障碍》，《中国药房》2007 年第 14 期。

　　③ 商金鑫：《北京市基本药物可及性评价研究》，《中国卫生政策研究》2016 年第 2 期。

后以及不同样本县（市、区）的基本药物可及性进行综合评价，同时进行国际比较分析；进而综合运用扎根理论与路径分析，从定量与定性相结合的角度，寻找在基本药物可及性方面存在的问题与不足，识别乡镇卫生院基本药物可及性的影响因素，并借鉴国内外经验，从基本药物的遴选、生产、流通、使用、定价、报销以及监管环节提出促进乡镇卫生院基本药物可及性的对策建议，对于保证农村地区的基本用药，切实缓解群众的用药负担，贯彻落实新医改"保基本、强基层、建机制"的战略目标具有积极的借鉴意义。

第三章 研究设计

第一节 研究目的与研究内容

一 研究目的

本书综合运用定量与定性的分析方法，从"供方—需方—管理方"三方联动的视角出发，分析基本药物制度背景下山东省乡镇卫生院基本药物的可获得性、可负担性以及药品的合理使用现状及其在不同县（市、区）之间的差异；探究基本药物制度实施前后基本药物的可获得性、可负担性以及药品使用情况及其变化；综合评价乡镇卫生院基本药物可及性情况，同时进行国际比较研究；进而识别影响基本药物可获得性、可负担性以及药品合理使用的因素，并提出改善乡镇卫生院基本药物可及性的对策建议。

具体目标：

（1）系统分析基本药物制度背景下，乡镇卫生院基本药物的可获得性、可负担性、合理用药现状及其在不同经济发展水平县（市、区）之间的差异。

（2）比较分析基本药物制度实施前后基本药物可获得性、可负担性以及合理用药情况。

（3）综合评价基本药物制度实施前后以及不同经济发展水平县（市、区）的基本药物可及性情况，同时进行国际比较研究。

（4）识别影响乡镇卫生院基本药物可获得性、可负担性以及药品合理使用的因素，并提出相应的对策建议。

二　研究内容

（一）基本药物制度背景下乡镇卫生院基本药物可获得性、可负担性、合理用药的现状分析

通过前期的文献查阅，同时借鉴世界卫生组织标准化方法，确定基本药物的可获得性、可负担性以及合理用药的评价指标，并通过现场调研数据收集以及网络资料的收集，对基本药物的可获得性、可负担性以及合理用药进行客观指标描述，并与国家卫生和计划生育委员会相关规定、发展中国家平均水平以及世界卫生组织推荐标准进行比较分析。在此基础上，从"供方—需方—管理方"三方联动的视角出发，对基本药物制度背景下乡镇卫生院基本药物的可获得性、可负担性以及合理用药进行主观评价。运用综合指数和聚类分析等方法，对不同县（市、区）乡镇卫生院基本药物可获得性、可负担性以及合理用药情况进行现状分析。

（二）基本药物制度实施前后乡镇卫生院基本药物可获得性、可负担性以及合理用药的变化分析

在上述乡镇卫生院基本药物可获得性、可负担性以及合理用药现状分析的基础上，从客观指标、医生评价、农村居民评价以及管理者评价的角度，分别对基本药物制度实施前后乡镇卫生院基本药物可获得性、可负担性以及合理用药的变化情况进行比较分析。

（三）乡镇卫生院基本药物可及性的综合评价与国际比较研究

运用综合指数方法对基本药物可及性各维度的指标进行标准化处理，同时运用基本药物可及性评价的立方体模型，对基本药物制度实施前后以及不同经济发展水平县（市、区）的基本药物可及性进行综合评价，并进行国际比较研究。

（四）基本药物可及性影响因素研究

在上述基本药物可及性综合评价基础上，综合运用定量与定性相结合的方法，采用扎根理论与路径分析，结合利益相关者分析，

识别了影响基本药物可获得性、可负担性、合理用药的因素及其作用机制。

（五）促进乡镇卫生院基本药物可及性的对策研究

综合分析上述研究，探寻乡镇卫生院在基本药物可及性方面存在的问题与不足，并借鉴国内外经验，从基本药物的遴选、生产、流通、使用、定价、报销、监管等各个环节提出促进基本药物可及性的对策建议。

第二节 研究方法与技术路线

一 资料收集方法

（一）文献研究法

根据设定的检索策略进行电子文献检索，通过阅读关于药物可及性的相关研究，阐明本书的研究意义，制定研究框架，进而为调查问卷与访谈提纲的完善提供借鉴。

（二）横断面调查

1. 调查对象与抽样方法

本书按照多阶段分层随机抽样的方法确定研究样本机构。在山东省范围内，按照经济社会发展水平的高、中、低随机抽取济南、济宁、日照3个市，按同样的原则在每个地级市抽取3个县〔由于济宁市为山东省基本药物政策实施经验较为丰富的地区，且其经济发展水平在所调查的三市中处于中等位置，故本书将其作为重点研究样本，抽取6个县（市、区）进行调查〕，每县（市、区）随机抽取不同规模乡镇卫生院2—4家，本研究的样本共来自3个市、11个县（市、区）、42家乡镇卫生院。每个乡镇卫生院随机抽取1—2名卫生院管理人员以及全部在岗医生进行问卷调查，共调查47名乡镇卫生院管理者，454名卫生院医生以及595户1941名农村居民。

2. 调查内容

运用自制问卷分别对乡镇卫生院管理者、医生以及农村居民进行问卷调查与定性访谈。调查内容具体包括基本药物制度实施前后乡镇卫生院的基本药物可获得性情况、价格变化情况、可负担性情况以及药品合理使用情况的评价，除此之外还包括卫生院资源投入、组织机构、规章制度、目录管理、招标采购、物流配送、药品使用等。

（三）现有资料收集

1. 药品信息

收集调查医疗机构基本药物制度实施前（2009 年）与实施后（2011 年）年销售额排名前 50 位药品的通用名、剂型、规格、生产厂家、零售价等信息。

2. 处方抽查

对乡镇卫生院在基本药物制度实施前后指定月份的门诊处方进行编号，采用机械抽样的原则，每隔 [（n/50）－1] 张（n 为该卫生院该月门诊处方总数）抽取 1 张处方，如果处方损坏或其信息无法利用，则选择该张处方的前一张处方，每家机构共抽取基本药物制度实施前后处方 100 张。最终对处方进行筛选和录入，共收集实施前有效处方 1153 张，实施后有效处方 1417 张。

3. 网络信息调查

对于基本药物的到货信息，利用"山东省药品集中采购网"进行相关查询，具体包括基本药物发货率、基本药物总到货率以及基本药物三日到货率。

（四）定性资料收集

按信息饱和度的原则确定专题小组讨论的组数与个人深入访谈的人数；按强度抽样的方法选取小组讨论与访谈对象。

1. 专题小组讨论

组织课题组成员、相关专家学者进行专题小组讨论，讨论内容主要包括基本药物可及性评价指标确定，以及调查问卷与访谈提纲的设计、完善等。

2. 个人深入访谈

本书运用立意抽样的原则共选取 52 名地市、县（市、区）卫生行政部门相关人员、乡镇卫生院管理者与医生、基本药物生产配送企业相关人员以及农村居民，使用自行设计的访谈提纲进行深入访谈，内容主要是当前乡镇卫生院药物的可获得性、可负担性与合理使用情况，以及影响可获得性、可负担性以及合理使用的因素。

3. 德尔菲法

本书选择多名专家参加两轮咨询，对药品合理使用评价指标重要性进行打分。所选专家均按照要求挑选在相关领域工作 10 年以上的医务人员及卫生管理人员担任。

第一轮咨询问卷内容包括：咨询目的和背景介绍；专家一般信息；评分说明与评分表。其中，评分表包括对指标权重的评分、指标的熟悉程度评分和判断依据评分（共四个维度：实践经验，理论分析，对国内外同行的了解和直觉）。第二轮问卷是通过反馈第一轮评分结果，请专家对各指标权重进行第二轮评分。用专家积极系数和专家权威程度两个指标衡量专家的可靠程度。专家积极系数常用问卷回收率来表示；专家的权威程度一般由专家打分的判断依据（Ai）以及专家对问题的熟悉程度（As）两个因素决定，专家权威系数 $Aa = (Ai + As)/2$。

二　资料分析方法

（一）WHO/HAI 标准化分析方法

1. 药品价格分析方法

本书借鉴世界卫生组织（World Health Organization，WHO）和国际健康行动机构（Health Action International，HAI）的标准化调查方法，引入中位价格比（Median Price Ratio，MPR）评价药品价格的变化。药品的 MPR 是调查机构中该药品单位价格的中位数与该药品国际参考价格（International Reference Price，IRP）的比值，可用于衡量某地区或某国药品价格水平与国际药品价格水平的差异。①
药品的 IRP 选自卫生管理科学组织（Management Sciences for Health,
MSH）的国际药品价格定价指南（International Drug Price Indicator
Guide）。MSH 的参考价格是非营利的提供商提供给发展中国家药品
最近价格的中位值，被各国视为药品定价的重要参考标准②。本书
采用的是 2011 年版国际药品价格定价指南。

2. 药物可负担性分析方法

药物可负担性是指按照标准诊疗指南，在一定疗程内，使用标
准剂量治疗某一疾病所花费的药品总费用，相当于政府部门中非技
术人员最低日薪标准的倍数。③治疗过程基于 WHO 的基本药物标准
清单和英国国家目录（BNF）制定，急性病的治疗周期为 7 天，慢
性非传染性疾病为 30 天。若治疗疾病一个疗程的药品花费相当于日
收入的倍数小于 1，认为该药品的可负担性较好。本书依据收入水
平将山东省农村居民分为中高收入者和低收入者，中高收入者的收
入以 2011 年山东省农村家庭人均年纯收入 8342 元为标准，相当于
日收入 22.85 元，低收入者的收入以 2011 年国家贫困线 2300 元为
标准，即日收入 6.30 元。④

3. 数据标准化方法

由于国际药品价格定价指南是以世界大部分国家的用药剂型、
规格为标准而制定的，我国的药品剂型、规格与世界标准有许多差
异，因此需要进行相应的价格转换。本书根据 2011 年国家发改委制

---

① 宋燕：《基本药物制度对农村地区药物可及性影响的实证分析》，《中国卫生政策研究》2012 年第 7 期。

② A. Cameron et al. , "Medicine Prices, Availability, and Affordability in 36 Developing and Middle – Income Countries：A Secondary Analysis", *The Lancet*, No. 373, Jan, 2009, pp. 240 – 249.

③ WHO, *Measuring Medicine Prices, Availability, Affordability and Price Components*, Geneva：WHO, 2008.

④ 国家统计局住户调查办公室：《2011 年中国农村贫困监测》，中国统计出版社 2012 年版。

定的《药品差比价规则》进行不同药品剂型、规格的价格转换①。同时，由于本书参考的药品国际价格是 MSH 2011 年的标准，而基本药物制度实施前的价格信息为 2009 年制定，因此考虑到通货膨胀与紧缩的影响，需要根据居民消费价格指数（Consumer Price Index，CPI）进行数据转换。另外，药品的国际参考价格是以美元为标准，因此应该进行货币之间的转换，居民购买力平价（Purchasing Power Parity，PPP）能较为贴切地体现两个国家购买力的实际差别，本书所选的 PPP 是世界银行 2011 年公布的数据。

（二）定量资料分析方法

对所整理资料用 SPSS 软件进行统计处理。具体分析方法包括综合指数法、秩和比法、可及性评价模型、路径分析等综合评价方法。

1. 综合指数法

运用综合指数法对相关数据进行标准化处理，对于实际值大于标准值的指标，指标指数 = 标准值／实际值，对于实际值小于标准值的指标，指标指数 = 实际值／标准值，合理用药各指标的标准值以世界卫生组织的推荐值为准②，可获得性与可负担性指标的标准值定义为 1，指标值越接近 1，表明实际值越接近标准值，数据越合理。

2. 秩和比法

秩和比（RSR）是由田凤调于 1988 年提出的一个高度概括的综合指数，常用来表明多个指标的平均综合水平。其计算公式为 $RSR_i = \sum R_i / nk$（ $\sum R_i$ 为第 i 个指标秩次之和，k 为指标个数，n 为样本含量）。在德尔菲法形成合理用药评价指标体系的基础上，采用直接评分法来最终确定各指标的权重系数。运用加权秩和比和聚类分析的方法对基本药物制度背景下山东省乡镇卫生院门诊用药

---

① 杨慧云：《山东省农村地区基本药物的可及性研究》，硕士学位论文，山东大学，2012 年。

② 刘建美：《合理用药调研指标的应用和研究现状》，《中华医院管理杂志》2010 年第 11 期。

合理性情况进行综合评价。

3. 可及性评价模型

为综合评价基本药物制度实施前后以及不同经济发展水平县（市、区）间的药物可及性，同时进行国际比较，本书运用基本药物可及性评价立方体模型①②，以基本药物的可获得性作为立方体的长，可负担性作为立方体的宽，合理用药作为立方体的高，构建基本药物可及性立方体模型，立方体的体积即代表基本药物的可及性，立方体的体积＝可获得性综合指数×可负担性综合指数×合理用药综合指数，最大值为 1，立方体的体积越大即代表药物可及性越好。

4. 路径分析

路径分析由遗传学家 Sewall Wright 于 1921 年提出，是建立在回归分析和相关分析基础上的一种分析方法，能有效地解决含有间接影响关系的多变量依存性问题。③ 其主要特征包括：一是模型由一组线性方程构成；二是所描述的变量之间的相互关系不仅包括直接的，还包括间接的；三是模型中有的变量不受模型内任何变量的影响，而只影响其他变量，有的变量既受其他变量的影响，又影响其他变量。本书运用路径分析探寻基本药物制度背景下，乡镇卫生院药品合理使用影响因素以及各因素之间的作用机制。

（三）定性资料分析方法

定性分析主要通过阅读文本、编码、属性归类、进行解释等一系列分析步骤，对定性资料进行解读。本书运用扎根理论对定性资料进行解读，探寻基本药物制度背景下基本药物可

---

① 雷海潮：《中国全民统一健康保障程度的定量研究：基于乘法模型》，《卫生经济研究》2013 年第 5 期。

② 周志男：《中国全民统一健康保障发展程度定量分析》，《解放军医院管理杂志》2013 年第 5 期。

③ 潘岳松：《路径分析在药物经济学评价中的应用》，《中国药房》2011 年第 38 期。

获得性、可负担性的影响因素及其作用机制，在此基础上，运用利益相关者分析对影响基本药物可及性的利益相关者进行归纳。

1. 扎根理论

扎根理论是由 Galsser 和 Strauss 于 1960 年在对死亡过程进行分析的时候形成的，并于 1967 年明确提出了扎根理论这一概念①，它被认为是定性研究中较为科学的方法②，扎根理论的提出主要是为了填补经验研究与理论研究之间的鸿沟，从而提出一个自然的、相互结合的、概念化的、由范畴及其特征所组成的行为模式③④。扎根理论主张在自然环境下利用文献分析、开放性访谈、参与式观察等方法，广泛而系统地收集资料，待资料达到饱和状态后，对资料进行分类与编码，首先经开放性编码与主轴编码形成命题链，然后对命题链进行核心编码，识别影响中心命题的各种条件，最后在此基础上概括出理论命题。⑤ 其中对资料进行编码是运用扎根理论这一方法的重要步骤，主要包括三个级别的编码：开放性编码、主轴编码和选择编码。⑥ 开放性编码是指研究者基于所获取的访谈资料，以概念来表达资料，并将有相似属性的概念范畴化的过程。关联性编码也叫主轴编码，是在开放性编码基础上建立概念、类属、等级之间的相互关系，以分析出资料中各个部分之间的有机关系。扎根理论多运用"典范模型"即条件—现象—行动/互动策略—结果模

---

① Glaser, B. G., et al., *The Discovery of Grounded Theory：Strategies for Qualitative Research*, Chicago：Aldine Publishing Company, 1967.

② Hammersley, M., *The Dilemma of Qualitative Method：Herbert Blumer and the Chicago School*, London：Routledge, 1989.

③ Glaser, B. G., et al., "The Discovery of Grounded Theory：Strategies for Qualitative Research", *Nursing Research*, Vol. 17, No. 4, 1968, pp. 353 – 368.

④ 范轶琳等：《基于扎根理论的集群共享性资源研究》，《软科学》2012 年第 7 期。

⑤ [美] 赛卡瑞克：《企业研究方法》，祝道松、林家伍等译，清华大学出版社 2005 年版。

⑥ 孙晓娥：《扎根理论在深度访谈研究中的实例探析》，《西安交通大学学报》（社会科学版）2011 年第 6 期。

型，对开放性编码中得到的范畴进行联系。选择编码的目的在于通过识别统领大多数其他类别的"核心类别"，开发出故事线，将绝大多数研究结果概括在一个比较宽泛的理论框架之中，然后用所有资料来验证这些关系，并把概念化尚未发展完备的范畴补充完整的过程。本书基于基本药物可获得性与可负担性影响因素的文献研究总结，通过对各利益相关者的定性访谈，通过开放性编码、主轴编码以及选择编码探究基本药物可获得性、可负担性的影响因素，如图 3 - 1 所示。

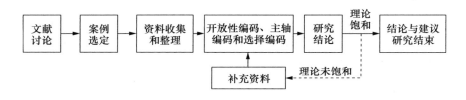

图 3 - 1 扎根理论研究流程

2. 内容分析法

内容分析法是一种针对文本资料的内容进行研究分析的方法，多用于定性、定量或混合模式的研究框架。内容分析法研究流程是确定分析目标—明确分析问题—选择分析单位—界定分析维度—抽取研究样本—转换数据形式—量化分析。[①] 内容分析法的实质是通过提炼关键词句、关键事件，并按照一定依据进行归纳整合，从而将非量化信息转化成可量化数据，用以揭示文本资料中所隐含的内容。本书主要运用内容分析法对收集到的定性访谈资料进行深入挖掘与系统分析，从而构建乡村医生脆弱性形成机制及其对村医工作状态影响机制的预设模型。

---

① 孙瑞英：《从定性、定量到内容分析法——图书、情报领域研究方法探讨》，《现代情报》2005 年第 1 期。

（四）Meta 分析方法

Meta 分析方法是指对具备特定条件的、同课题的诸多研究结果进行综合的一类统计方法。其前身来源于 Fisher 1920 年提出的"合并 P 值"的思想，1955 年由 Beecher 首次提出初步的概念，1976 年 Glass 进一步将其发展为"合并统计量"。

通过相关文献的检索追溯，采用 RevMan 4.2 软件，对国内 2010 年以来公开发表的有关基本药物制度效果、处方费用、抗生素、激素、注射剂使用的文献数据进行 Meta 分析，计算其合并 OR/RR 值，旨在进一步探索基本药物制度的实施对药品使用的影响。

资料来源与质量控制：以相关关键词、主题词，检索维普（VIP）期刊全文数据库、中国学术文献总库（CNKI）、PIBMED，并辅以文献追溯的方法，收集国内外 2010 年以来公开发表的有关文献。文献资料采用双机录入，对数据库进行校对和统计分析；严格执行文献的纳入排除标准，对符合排除标准的文献予以剔除。资料排除标准：数据重复的文献；缺少相应数据无法利用的文献；综述性文献；陈旧文献。

统计分析方法：将纳入的文献数据全部输入计算机建立数据库，首先对数据进行齐性检验，然后进行统计分析。本书收集的资料为计数资料，用 OR/RR 作为其效应指标，采用 RevMan 4.2 软件进行统计分析。用异质性检验得到的统计量 I^2 来描述效应估计总变异中由各研究之间的异质性所导致的变异所占比例[1]，用 P 值反映各研究因素的一致性。综合运用 I^2 和 P 值进行评价时，如果异质性检验显著性不高，则采用 Mantel – Haenszel 固定效应模型；如果异质性检验显著，则采用 Der Simoian – Laird 的随机效应模型[2]。运用倒漏

---

[1] Higgins, J. P., et al., "Measuring on Inconsistency in Meta Analysis", *BMJ Clinical Research ed.*, Vol. 327, No. 7414, 2003, p. 557.

[2] Der Simonian, R., et al., "Meta – Analysis in Clinical Trials", *Controlled Clinical Trials*, Vol. 7, No. 3, 1986, p. 177.

斗图对所选文献的发表偏移情况进行评估，如果倒漏斗图显示不对称，则说明存在发表偏移。

三　质量控制

在调查表与访谈提纲的拟定阶段，阅读大量国内外相关文献，借鉴已有的研究经验，经课题组所有老师和研究生的反复讨论与不断修订，同时邀请有关专家对设计的调查表与访谈提纲进行讨论与修改，并通过预调查，进一步完善和修改调查问卷与访谈提纲。

在现场调查阶段，由接受过相关培训的课题组老师以及研究生进行现场调查，现场调查分为定量调查与深度访谈，定量调查包含相关调查表的填写与现有资料的收集，所有资料现场填写，及时检查，对不完整的数据进行及时补充，问卷当场回收。深度访谈预先进行角色扮演，并强调在轻松不拘束的环境下进行，由记录人员对访谈过程进行完整的记录，访谈结束及时检查记录，纠正错误，补充完善资料。

在资料整理阶段，首先剔除无效问卷，对有效调查表、处方以及现有资料进行编码，数据输入采用双重录入的方式，并进行两次逻辑查错，完全一致的数据进入分析阶段，对不一致的数据，立即查找原数据核对，有效控制数据录入质量。收集到的定性资料由两名研究人员进行阅读、转录、编码、属性归类、解释等工作，以保证研究质量。

四　本书的技术路线

本书的技术路线如图 3 - 2 所示。

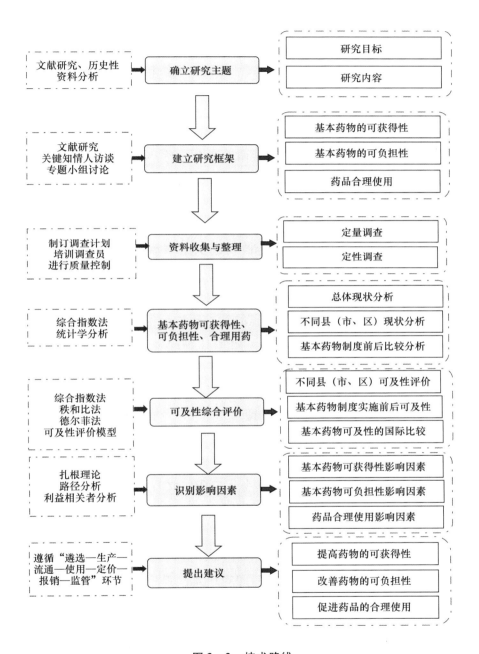

图 3-2　技术路线

第三节 研究样本

本书以山东省为研究样本，采用多阶段分层随机抽样的方法，按经济发展水平高、中、低，共调查济南、济宁、日照3市的11县（市、区），其中H、A、E、I为经济发展水平较高的县（市、区），B、K、C、D县（市、区）为经济发展水平中等的县（市、区），G、F、J为经济发展水平较低的县（市、区）。截至2011年，所调查11县（市、区）的乡镇卫生院均已实施基本药物制度，实行基本药物的网上统一采购，集中配送，零差率销售，卫生院平均配备基本药物种数为329种。2012年，所有省级标准化的村卫生室也启动实施，非省级标准化村卫生室的基本药物配备比例达到80.00%以上，综合性医疗机构也按照一定的比例配备了基本药物。截至2012年，94.90%的乡镇卫生院已实施乡村一体化管理，所调查的各县（市、区）均出台了基本药物配套政策。

一 调查乡镇卫生院基本情况

本书调查乡镇卫生院基本信息如表3-1所示，卫生院平均业务用房面积为4103.42平方米，平均固定资产总额为801.54万元，平均服务人口为48200人，每千服务人口床位数1.16张，辖区内居民的年平均纯收入为10031.25元，实施乡村一体化管理的乡镇卫生院占94.90%，实施收支两条线管理的乡镇卫生院占46.20%，已实施绩效工资制度的占97.43%。2011年年平均门诊收入与年平均住院收入分别为174.91万元和171.25万元，其中药品收入分别占46.28%和40.68%。

二 调查相关人员基本情况

为保证研究的可靠性与完整性，本书从定量与定性相结合的角度，采用数据三角测量的方法，抽取乡镇卫生院医生、农村居民、卫生行政部门管理者、卫生院管理者以及基本药物生产流通企业进

表 3 - 1　　　　　　　　　调查乡镇卫生院基本情况

项目	平均水平	项目	平均水平
机构平均业务用房面积（平方米）	4103.42	平均固定资产总值（万元）	801.54
平均服务人口数（人）	48200	年平均门诊收入（万元）	174.91
每千服务人口床位数（张）	1.16	门诊诊疗收入（万元）	85.37
辖区内居民年平均纯收入（元）	10031.25	门诊药品收入（万元）	86.19
实施乡村一体化管理的乡镇卫生院（个、%）	37（94.90）	年平均住院收入（万元）	171.25
实施收支两条线管理的乡镇卫生院（个、%）	18（46.20）	住院诊疗收入（万元）	111.24
实施绩效工资的乡镇卫生院（个、%）	36（97.43）	住院药品收入（万元）	69.67

行定量与定性调查，从医疗服务的供方、需方以及管理方对基本药物制度背景下乡镇卫生院的基本药物可及性进行研究。

（一）调查卫生院医生基本情况

本书采用整群抽样的方法共调查了 454 位乡镇卫生院医生，其中男性居多，占 60.6%；平均年龄为 37 岁；学历以大专及本科为主，占 77.7%；职称以初级与中级职称为主，占 76.9%；执业资格以执业医师为主，占 61.0%；其中 60.3% 的医生无行政职务；所在科室主要是内科，占 32.7%。平均工作年限为 15 年，平均月收入为 2337.47 元，正式在编的医生占 78.9%，如表 3 - 2 所示。

（二）调查农村居民基本情况

本书共定量调查农村居民 595 户 1941 人，其中济南 204 户，济宁 197 户，日照 194 户。调查男性居民占 48.7%，女性占 51.3%；家庭年平均收入为 39452.89 元，农业收入在家庭收入来源中所占比重最大，为 44.9%，其次为外出打工，占 24.4%；医疗保险主要以新型农村合作医疗为主，占 85.6%，如表 3 - 3 所示。

表 3 - 2 　　　　　　　　调查乡镇卫生院医生的基本情况

项目	类别	人数	比例（%）	项目	类别	人数	比例（%）
年龄	25 岁及以下	31	7.0	性别	男	275	60.6
	26—30 岁	93	21.0		女	179	39.4
	31—35 岁	88	19.9	学历	初中及以下	4	0.9
	36—40 岁	93	21.0		中专	94	20.8
	41—45 岁	64	14.5		大专	202	44.7
	46—50 岁	36	8.1		本科	149	33.0
	51 岁及以上	37	8.4		研究生及以上	3	0.7
婚姻状况	未婚	51	11.4	工作年限	5 年及以下	97	21.7
	已婚	388	86.6		6—10 年	78	17.5
	离婚	8	1.8		11—15 年	83	18.6
	丧偶	1	0.2		16—20 年	83	18.6
职称	未定职称	45	10.0		21—25 年	38	8.5
	士级	49	10.9		26—30 年	25	5.6
	初（师）级	181	40.1		31 年及以上	42	9.4
	中级	166	36.8	所在科室	内科	142	32.7
	副高	10	2.2		外科	66	15.2
	正高	0	0.0		妇产科	49	11.3
职务	无	264	60.4		儿科	13	3.0
	院长	6	1.4		五官科	6	1.4
	副院长	31	7.1		中医科	33	7.6
	科长	5	1.1		急诊科	1	0.2
	副科长	2	0.5		麻醉科	2	0.5
	科主任	96	22.0		保健科	14	3.2
	科副主任	13	3.0		医技科室	45	10.4
	其他	20	4.6		全科诊室	15	3.5
执业资格	执业医师	266	61.0		其他	48	11.1
	执业助理医师	105	24.1	月均收入	1000 元及以下	14	3.4
	其他	65	14.9		1001—2000 元	180	43.5
聘用形式	正式在编	344	78.9		2001—3000 元	179	43.2
	合同聘任	64	14.7		3001—4000 元	33	8.0
	退休返聘	9	2.1		4001—5000 元	6	1.4
	其他	19	4.4		5001 元及以上	2	0.5

表 3 - 3 农村居民基本情况

项目	类别	人数	比例(%)	项目	类别	人数	比例(%)
婚姻状况	未婚	591	30.4	职业类型	机关企事业单位管理者	19	1.0
	已婚	1294	66.7		专业技术人员	76	4.1
	离婚	7	0.4		一般办事人员	40	2.2
	丧偶	49	2.5		商业/服务业员工	50	2.7
文化程度	不识字	229	11.8		个体工商户	102	5.5
	小学	364	18.8		非农户产业工人	26	1.3
	初中	791	40.8		从事非农劳动的农民	312	16.1
	高中/技校	222	11.4		农业劳动者	735	37.9
	中专/中技	76	3.6		学生	380	19.6
	大专	79	4.1		其他	119	6.1
	大学及以上	180	9.3	医疗保险	公费医疗	13	0.7
收入来源	农业收入	666	44.9		城镇职工基本医疗保险	81	4.2
	外出打工	362	24.4		城镇居民基本医疗保险	43	2.2
	退休金	32	2.2		新型农村合作医疗	1662	85.6
	政府补助	22	1.5		其他社会医疗保险	30	1.5
	工资收入	169	11.4		商业医疗保险	44	2.3
	其他	231	15.6		没参加	68	3.5

（三）调查卫生院管理人员基本情况

本书共调查了 47 位乡镇卫生院的管理者，其中，院长 23 名，副院长 20 名，办公室主任 1 名，其他相关管理人员 3 名；男性 43 人，女性 4 人，平均年龄 42 岁，学历主要以大专及本科为主，占 83%；职称以中级为主，占 64%。

（四）访谈对象基本情况

各级卫生行政部门管理者、基层医疗机构管理者和医生以及基本药物生产流通企业管理者对于基本药物制度的了解较为深入，农村居民作为政策受益者对于基本药物可及性的感受最明显，因此本书采用立意抽样原则共访谈各类人员 52 人，如表 3 - 4 所示。男性占 71%，访谈地市卫生行政部门、县区卫生行政部门相关人员各 6

人，访谈乡镇卫生院管理者与医生共 24 人，基本药物生产流通企业 2 人。访谈人员中管理人员占 35%，卫生院医生占 38%，农村居民占 27%。

表 3 - 4 访谈人员基本情况

项目	类别	人数	比例(%)	项目	类别	人数	比例(%)
性别	男	37	71		地市卫生行政部门	6	12
	女	15	29		县区卫生行政部门	6	12
工作性质	管理人员	18	35	单位	基本药物生产流通企业	2	3
	卫生院医生	20	38		乡镇卫生院	24	46
	农村居民	14	27		农村居民	14	27

第四章　基本药物可获得性

第一节　乡镇卫生院基本药物可获得性现状

为综合评价乡镇卫生院的基本药物可获得性情况，本书利用文献复习与专题小组讨论相结合的方法，确定基本药物可获得性评价指标①②③，主要包含基本药物的配送到货情况、基本药物配备情况以及基本药物使用情况。具体指标为：基本药物的发货率、总到货率和三日到货率；基本药物配备率；单张处方基本药物使用率，基本药物处方率。

一　乡镇卫生院基本药物可获得性相关指标

基本药物制度实施后，乡镇卫生院基本药物的配送、配备与使用情况如表 4－1 所示。在基本药物配送情况方面，基本药物的平均发货率与平均总到货率分别达到 99.09% 和 98.07%，最小值差别较大，分别为 90.69% 和 48.48%。三日到货率的平均值仅为 60.32%，各样本卫生院差异较大，最大值高达 97.84%，最小值仅

---

① 杨慧云：《山东省农村地区基本药物的可及性研究》，硕士学位论文，山东大学，2012 年。

② 李萍：《改善农村地区基本药物可获得性策略研究》，博士学位论文，华中科技大学，2009 年。

③ 席晓宇：《我国基本药物可及性评估体系研究》，载《2012 年中国药学会药事管理专业委员会年会暨"十二五"医药科学发展学术研讨会论文集》（下册），2012 年，第 15 页。

为0，表明基本药物配送不及时情况较为严重。在基本药物配备情
况方面，基本药物的平均配备率仅为78.00%，各样本卫生院差异
较大，最大值高达100.00%，最小值仅为34.42%。在基本药物使
用情况方面，单张处方基本药物使用率平均为74.00%，各样本卫
生院差异较大，最大值高达98.17%，最小值仅为28.72%。平均基
本药物处方率为85.67%，最大值高达100.00%，最小值仅为
55.10%。总体而言，乡镇卫生院的基本药物配送、配备和使用情
况与国家基本药物制度要求的"基层医疗机构全部配备并实行零差
率销售"的规定仍有一定差距，表明乡镇卫生院基本药物制度执行
效果并不理想，应引起相关部门重视。

表4-1　　　乡镇卫生院基本药物配送、配备、使用情况*　　　单位:%

可获得性	指标	最大值	最小值	平均值
配送情况	发货率	100.00	90.69	99.09
	总到货率	100.00	48.48	98.07
	三日到货率	97.84	0.00	60.32
配备情况	基本药物配备率	100.00	34.42	78.00
使用情况	单张处方基本药物使用率	98.17	28.72	74.00
	基本药物处方率	100.00	55.10	85.67

注：*基本药物的发货率、总到货率、三日到货率指标值来自"山东省药品集中采
购网"。

二　管理者、医生与农村居民视角下基本药物的可获得性

（一）管理者视角下基本药物的可获得性

管理人员视角下基本药物配送情况如表4-2所示。53%的管理
人员对于基本药物的配送效率表示满意，认为基本药物及时性较好
的管理者所占比例为60%，表明大部分受访的管理人员对于基本药
物配送情况持满意态度。然而通过定性访谈发现，大部分管理者对
基本药物的配送到货情况并不满意，通过进一步的访谈发现，部分
管理者对基本药物到货及时性较满意的选择是受行政压力影响的一

种自我防御式回答。

表 4 - 2　　　　　管理人员对于基本药物配送效率的认知　　　单位:%

条目	非常不满意	比较不满意	一般	比较满意	非常满意
基本药物配送效率	6.00	5.00	36.00	47.00	6.00
基本药物配送及时性	7.00	9.00	24.00	43.00	17.00

（二）医生视角下基本药物的可获得性

　　为进一步探究基本药物的配备情况，对基本药物制度实施后，医生对基本药物的认知情况进行分析，具体结果如表 4 - 3 所示。63.40% 的医生认为基本药物并不能满足目前的用药需求，仅有36.60% 的医生认为基本药物目录能够满足用药。在慢性病用药方面，46.10% 的医生认为基本药物并不能满足目前慢性病用药的需求，53.90% 的医生认为基本药物目录能够满足慢性病用药需求。通过对医生的定性访谈，也发现了基本药物的总体配备情况不合理的问题，但是慢性病药品的配备相对合理。

表 4 - 3　　　　　医生对于基本药物配备情况的认知　　　单位:%

条目	能	不能
目录满足用药需求	36.60	63.40
目录满足慢性病用药需求	53.90	46.10

（三）农村居民视角下基本药物的可获得性

　　基本药物制度实施后，农村居民视角下药物可获得性情况如表4 - 4 所示。在基本用药方面，认为在基层医疗机构买到合适药品的人占68.70%，但仍有 14.50% 的人认为不能在基层医疗机构买到合适药品，另有 16.80% 的人表示不清楚。在慢性病用药方面，认为在基层医疗机构能够买到合适药品的人占 64.90%，认为不能在基层医疗机构买到合适药品的人仅占 9.70%，另有 25.40% 的人表示不清楚。这表明基本药物制度实施后，大部分农村居民认为在基层医疗机构能买到所需要的药品。

表 4 - 4　　　　农村居民在基层医疗机构购药情况的评价　　　单位:%

条目	能	不能	不清楚
买到合适的药品	68.70	14.50	16.80
买到合适慢性病常用药	64.90	9.70	25.40

第二节　基本药物制度实施前后基本药物的可获得性变化

一　基本药物制度实施前后基本药物的可获得性情况

基本药物制度实施前后药物可获得性各指标值如表 4 - 5 所示，总体而言，基本药物可获得性的各项指标在基本药物制度实施后均有一定程度的提升。在药品配送情况方面，基本药物制度实施后，基本药物的发货率与总到货率小幅上升，分别由制度实施前的 98.48% 和 96.35% 上升到制度实施后的 99.09% 和 98.07%，三日到货率提升幅度较大，由制度实施前的 52.19% 上升到制度实施后的 60.32%（$\Delta = 8.13\%$），但到货率水平依然较低，如图 4 - 1 所示。在药品配备情况方面，基本药物配备率由制度实施前的 54.84% 上升到制度实施后的 78.00%，改善幅度较大（$\Delta = 23.16\%$）。在基本药物使用情况方面，单张处方基本药物使用率由制度实施前的 59.69% 上升到制度实施后的 73.91%。基本药物处方使用率由制度实施前的 79.62% 上升到制度实施后的 85.67%。

二　农村居民视角下基本药物制度实施前后基本药物的可获得性

农村居民对基本药物可获得性变化的认知情况如图 4 - 2 所示。

表 4 - 5　　　　基本药物制度实施前后药物可获得性各指标值　　　单位:%

可获得性	指标	基本药物制度实施前	基本药物制度实施后
配送情况	发货率	98.48	99.09
	总到货率	96.35	98.07
	三日到货率	52.19	60.32
配备情况	基本药物配备率	54.84	78.00
使用情况	单张处方基本药物使用率	59.69	73.91
	基本药物处方率	79.62	85.67

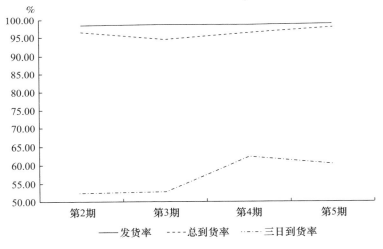

图 4 - 1　基本药物配送情况

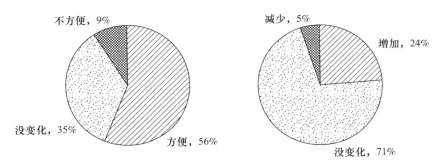

（1）农村居民对于购药变化的认知　　（2）农村居民对于基本药物使用变化的认知

图 4 - 2　农村居民对基本药物可获得性变化的认知情况

在购买药品方面，56.00%的居民认为基本药物制度实施后购药比原来方便了；35.00%的居民认为制度实施前后没有变化；9.00%的农村居民认为基本药物制度实施后购药不方便了。在使用药品方面，24.00%的居民认为基本药物制度实施后药品使用量增加；71.00%的居民认为基本药物使用量未发生变化；5.00%的居民认为基本药物使用量有所减少。表明基本药物制度实施后，乡镇卫生院的基本药物可获得性得到一定程度的提升，但是农村居民视角下，基本药物使用量并未发生变化。

第三节　不同县（市、区）基本药物可获得性现状

一　各县（市、区）基本药物可获得性评价指标情况

对基本药物制度实施后，各样本县（市、区）的基本药物可获得性情况进行分析，基本药物制度实施后，不同县（市、区）基本药物的配送、配备、使用情况如表4-6所示。

表4-6　不同县（市、区）基本药物的配送、配备、使用情况　单位:%

县（市、区）	配送情况			配备情况	使用情况	
	发货率	总到货率	三日到货率	基本药物配备率	单张处方基本药物使用率	基本药物处方率
A	100.00	100.00	50.00	63.00	62.00	78.00
B	100.00	100.00	72.00	89.00	56.00	75.00
C	100.00	100.00	35.00	95.00	66.00	86.00
D	98.00	98.00	19.00	74.00	78.00	95.00
E	97.00	85.00	66.00	88.00	82.00	92.00
F	100.00	100.00	75.00	31.00	77.00	92.00
G	100.00	94.00	69.00	73.00	75.00	83.00

续表

县 （市、区）	配送情况			配备情况	使用情况	
	发货率	总到货率	三日 到货率	基本药物 配备率	单张处方基本 药物使用率	基本药物 处方率
H	98.00	95.00	57.00	70.00	58.00	73.00
I	98.00	89.00	79.00	95.00	45.00	47.00
J	100.00	100.00	62.00	90.00	89.00	95.00
K	100.00	100.00	80.00	93.00	87.00	90.00

在基本药物配送情况方面，各县（市、区）之间基本药物的发货率与总到货率的差距不大，均在90.00%以上。发货率方面，D、E、H、I地区乡镇卫生院基本药物的发货量相对较低，在97.00%—98.00%；总到货率方面，E和I地区乡镇卫生院相对较低，分别为85.00%和89.00%。各地区的三日到货率总体水平偏低，各县（市、区）之间的差异较大，最低为D县（市、区）的19.00%，K和I地区乡镇卫生院相对较低，分别为80.00%和79.00%，表明D县（市、区）的基本药物配送及时性应引起相关部门的重视。

在基本药物配备情况方面，各县（市、区）基本药物配备率之间的差异较大，最高的C、I县（市、区）高达95.00%，最低的F县（市、区）仅为31.00%。在基本药物的使用情况方面，总体而言，各地区乡镇卫生院的基本药物处方率高于其单张处方基本药物使用率。具体而言，J和K地区乡镇卫生院的单张处方基本药物使用率相对较高，分别为89.00%和87.00%，I地区的单张处方基本药物使用率相对较低，为45.00%；D和J地区乡镇卫生院的基本药物处方率相对较高，均达到95.00%，I地区的基本药物处方率相对较低，为47.00%。

二　基本药物可获得性综合指数

根据综合指数的相关原理，对调查样本县（市、区）乡镇卫生院基本药物可获得性各项指标进行标准化处理，得到各样本机构可

获得性的综合指数，11 个县（市、区）基本药物可获得性分布情况
如图 4-3 所示。与综合指数的最优值 1 相比，各县（市、区）的
基本药物可获得性仍存在一定的差距。基本药物制度实施后，各样
本乡镇卫生院的基本药物可获得性综合指数差距较大，最高的为 J
和 K 县（市、区），可获得性综合指数分别为 0.89 和 0.92，I 地区
乡镇卫生院相对较低，可获得性综合指数为 0.65，其余各地区乡镇
卫生院的基本药物可获得性综合指数差别不大，为 0.75—0.85。

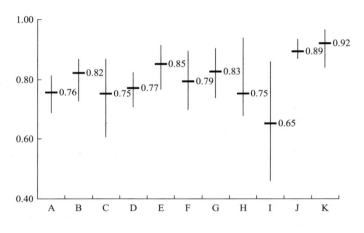

图 4-3　不同县（市、区）基本药物可获得性分布情况

将基本药物可获得性综合指数进行聚类分析，得到 3 个聚类中
心，分别为 0.65、0.78 和 0.89，据此，将 11 个样本县（市、区）
乡镇卫生院基本药物的可获得性情况聚为 3 类，结果如表 4-7 所
示。E、J、K 县（市、区）乡镇卫生院的基本药物可获得性相对较
好，A、B、C、D、F、G、H 县（市、区）乡镇卫生院的基本药物
可获得性处于中等水平，I 县（市、区）的药物可获得性较差，表
明基本药物制度实施后，大部分县（市、区）的基本药物可获得性
水平为中等偏上，但 I 地区乡镇卫生院的基本药物可获得性问题需
引起有关部门的注意。

表 4 - 7　　　　　　　　　　可获得性聚类分析结果

县（市、区）	可获得性综合指数	聚类结果	县（市、区）	可获得性综合指数	聚类结果
A	0.76	中	G	0.83	中
B	0.82	中	H	0.75	中
C	0.75	中	I	0.65	差
D	0.77	中	J	0.89	好
E	0.85	好	K	0.92	好
F	0.79	中	平均	0.80	—

第四节　基本药物可获得性影响因素分析

一　开放性编码

开放性编码是指研究者以概念来表达资料，并将有相似属性的概念范畴化[1][2][3]，即根据一定的原则，将原始资料记录逐级提取为有编码意义的概念和范畴，并把资料记录以及提取的概念重新整合的过程。本书根据研究目的和研究问题，将收集的访谈材料中相对独立、信息完整的语句设定为最小编码单元，初步确定了 56 个与基本药物可获得性相关的概念，用"a + 序号"的形式表示，表 4 - 8 是部分访谈内容中确定的概念举例，如"最低价中标模式长远来说不利于行业发展，利润的不足必然导致质量下降""配送企业的选择是生产企业、医疗机构及配送企业博弈的结果""部分基本药物存在不配送的现象"和"政府出于地方保护，导致实力不强的企业中标"等。

① 余廉：《谣言引发集合行为的影响因素分析——基于扎根理论》，《北京理工大学学报》（社会科学版）2012 年第 14 期。
② 曾词正：《扎根理论及其在心理学中的应用》，《中国医学创新》2013 年第 6 期。
③ 董金秋：《主轴编码方法及其应用中存在的问题》，《社会学》2011 年第 2 期。

表 4 - 8　　　　　基本药物可获得性开放性编码的概念表述举例

编号	概念	编号	概念
a1	最低价中标模式长远来说不利于行业发展,利润的不足必然导致质量下降	a10	部分医生消极工作
a2	配送费用由生产企业出,一般为价格的5%—10%	a11	对医生的基本药物制度宣传不到位
a3	配送企业的选择是生产企业、医疗机构及配送企业博弈的结果	a12	部分地区基本药物配送效果较差
a4	基本公共卫生服务增加了医生的工作量	a13	部分基本药物存在不配送的现象
a5	生产配送企业选择过程中缺乏竞争机制	a14	基本药物配送不及时
a6	以前的常用药现在没有了	a15	基层医务人员工作积极性下降
a7	政府出于地方保护,导致实力不强的企业中标	a16	基本药物制度宣传不到位
a8	对医生用药行为影响较大	a17	对医生的基本药物制度宣传不到位
a9	临床用药不够用	a18	准许卫生院将库存非基本药物销售完

由于所确定的 56 个概念存在重复,因此将这 56 个概念进一步归纳,将概念相近的归类为同一"范畴",共形成基本药物目录遴选机制不合理、基本公共卫生服务的影响、政府补偿力度、基本药物制度相关法律法规的缺乏、生产企业不生产基本药物、卫生院不配备部分非本地区常用药、难以对基层医疗机构实行有效监管、基本药物使用率不高等 24 个基本药物可获得性范畴,用"aa + 序号"表示,如表 4 - 9 所示。

表4-9　　　　基本药物可获得性的开放性编码与主轴编码

主轴译码		开放性编码		概念
编号	范畴	编号	范畴	
A1	政策顶层设计缺陷	aa1	基本药物目录遴选机制不合理	a36，a51，a55
		aa2	基本药物招标采购机制不合理	a1，a35，a47，a49
		aa3	基本药物生产与配送利润低	a2，a42，a48
		aa4	生产配送企业选择中缺乏竞争机制	a3，a5
A2	政策间相互影响	aa5	基本公共卫生服务的影响	a4，a22
		aa6	以药养医政策的影响	a37，a43，a24，a27
		aa7	新农合政策的影响	a45，a50
A3	政府部门资源及执行能力有限或权力寻租	aa8	政府补偿力度	a38，a46
		aa9	基本药物制度的宣传不到位	a11，a16，a17，a54
		aa10	政府权力寻租	a7，a39
A4	政府重视程度不够及配套政策不到位	aa11	基本药物制度相关法律法规的缺乏	a26，a34
		aa12	政府各部门间缺乏协调	a40，a32
A5	药品生产配送企业不及时生产配送	aa13	生产企业不生产基本药物	a41
		aa14	配送企业不配送基本药物	a12，a13，a14，a31
		aa15	独家药垄断市场	a5
A6	乡镇卫生院及医生不配备使用基本药物	aa16	卫生院不配备部分非本地区常用药	a20
		aa17	乡镇卫生院采购药物周期长	a25，a44
		aa18	医生工作积极性与稳定性下降	a8，a10，a15，
		aa19	医生长期形成的用药习惯难以改变	a19，a21
A7	地方政府职能缺位	aa20	难以对基层医疗机构实行有效监管	a46
		aa21	准许医疗机构继续出售非基本药物	a18
		aa22	制定了过渡期药品目录及政策	a29
A8	基本药物可获得性	aa23	药品不够用	a6，a9，a23，a30，a52，a53
		aa24	基本药物使用率不高	a56

二　主轴编码

主轴编码是在开放性编码基础上建立概念、类属、等级之间的相互关系，以分析资料中各个部分之间的有机关系。经过反复比较和深入挖掘，同时根据基本药物可获得性的核心问题，将开放性编码提炼的范畴分别概括为 8 个基本药物可获得性范畴，用"A + 序号"表示，分别为 A1 政策顶层设计缺陷（包含 4 个范畴）、A2 政策间相互影响（包含 3 个范畴）、A3 政府部门资源及执行能力有限或权力寻租（包含 3 个范畴）、A4 政府重视程度不够及配套政策不到位（包含 2 个范畴）、A5 药品生产配送企业不及时生产配送（包含 3 个范畴）、A6 乡镇卫生院及医生不配备使用基本药物（包含 4 个范畴）、A7 地方政府职能缺位（包含 3 个范畴）、A8 基本药物可获得性（包含 2 个范畴）。其中政策顶层设计缺陷（A1）、政策间相互影响（A2）、政府部门资源及执行能力有限或权力寻租（A3）、政府重视程度不够及配套政策不到位（A4）为影响基本药物可获得性的主范畴，如表 4 - 9 所示。

三　选择编码

选择性编码的目的在于通过识别统领大多数其他类别的"核心类别"，开发出故事线，将最大多数研究结果概括在一个比较宽泛的理论框架之中，然后用所有资料来验证这些关系，并把概念化尚未发展完备的范畴补充完整的过程。① 本书运用因果条件、现象、行动/互动策略、结果这一典范模型，将开放性编码中得到的范畴进行联系。最终形成一条基本药物可获得性分析的故事线：由于基本药物政策顶层设计存在缺陷，且各项政策之间相互作用与影响，加之相关配套政策的不到位，政府部门政策执行出现偏差等，基本药物政策运行的各个环节出现了多种问题，基本药物政策各利益相关集团纷纷采取相应的行动，利用政策运行中出现的问题展开博弈以维护自身的利益，最终对基本药物的可获得性产生了不利的影响，如图 4 - 4 所示。

---

① 王晓灵：《基于扎根理论的 HR 部门顾客关系管理影响因素研究》，《软科学》2013 年第 6 期。

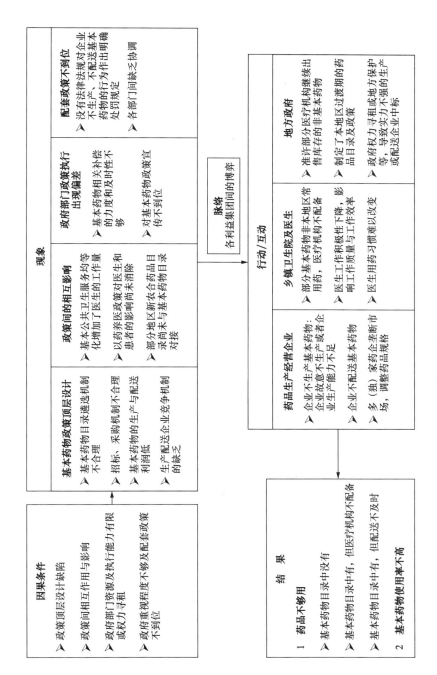

图 4－4 基本药物可获得性影响因素故事线

第五章　乡镇卫生院基本药物可负担性

第一节　乡镇卫生院基本药物可负担性现状

根据 WHO/HAI 标准化方法的规定，只有一种药品获得 4 个以上医疗机构的数据时才对其进行统计，据此，本书在 11 个县（市、区）42 家乡镇卫生院常用药中，最终共选取 15 种乡镇卫生院基本药物制度实施前后均销售的药品，治疗周期与治疗日剂量基于 WHO 的基本药物标准清单和英国国家目录（BNF）制定，急性病的治疗周期为 7 天，慢性非传染性疾病为 30 天①。本书所选择的 15 种药品中阿米卡星、阿莫西林、阿奇霉素、布洛芬、甲硝唑、头孢呋辛以及头孢曲松 7 种药品为急性病治疗药物，阿司匹林、二甲双胍、依那普利、尼莫地平、双氯芬酸钠、西咪替丁、硝苯地平以及辛伐他汀 8 种为慢性病治疗药物，如表 5 - 1 所示。

一　乡镇卫生院基本药物价格现状

（一）乡镇卫生院基本药物价格总体情况

本书引入中位价格比（MPR）对乡镇卫生院常用药品价格进行评价。理论上来讲，MPR > 1 表明药品价格高于国际参考价格，MPR ≤ 1 表明药品价格低于或等于国际参考价格。WHO/HAI 建议药

---

① WHO/HAI, "*Medicine Prices: A New Approach to Measurement*", *Working Draft for Field Testing and Revision*, Geneva: WHO, 2003.

表 5 - 1　　　　　　　　　乡镇卫生院常用药品价格情况

编号	通用名	规格	功能主治	DDD	治疗周期（天）
1	阿司匹林	100mg	缺血性心脏病、心绞痛	3g	30
2	阿莫西林	250mg	成人呼吸道感染	1g	7
3	阿米卡星	250mg/ml	细菌性心内膜炎	1000mg	7
4	阿奇霉素	250mg	急性咽炎、扁桃体炎	300mg	7
5	布洛芬	200mg	抗炎解热镇痛	1.2g	7
6	二甲双胍	500mg	糖尿病	2g	30
7	甲硝唑	200mg	阿米巴病	1.5g	7
8	尼莫地平	30mg	脑血管痉挛	300mg	30
9	头孢呋辛	1.5g	呼吸道感染	3g	7
10	头孢曲松	1g	下呼吸道感染	2g	7
11	双氯芬酸钠	75mg（缓释）	骨关节炎	100mg	30
12	西咪替丁	100mg/ml	胃溃疡	800mg	30
13	硝苯地平	20mg（缓释）	高血压	30mg	30
14	辛伐他汀	20mg	高血脂、冠心病	30mg	30
15	依那普利	10mg	高血压	10mg	30

资料来源：*WHO Model Formulary* 2008；*The British National Formulary*。

品的零售价格一般不应超过国际参考价格的 2 倍，即 MPR ≤ 2；若 MPR > 2，则需引起有关部门的重视。[1] 我国有关学者的研究提出，医疗机构的药品零售价格 MPR 的理想值范围为 MPR < 1.5；零售药店的药品零售价格 MPR < 2。[2] 本书以 MPR = 1 为参考值，以我国学者的研究 MPR = 1.5 为警戒线，对基本药物制度实施后，乡镇卫生院常用药品价格情况进行研究。

乡镇卫生院常用药品价格情况如表 5 - 2 所示。根据消费者价格

---

[1]　李萍：《标准化药品价格调查法及其在我国应用的思考》，《医学与社会》2010 年第 3 期。

[2]　张新平：《社区卫生服务机构基本药物可获得性研究》，《中国卫生政策研究》2010 年第 6 期。

指数（CPI）以及居民购买力平价（PPP）对药品价格进行转换后，乡镇卫生院常用药品的单位药品 IRP 平均值为 1.0246 元，单位药品价格中位数的平均值为 0.2700 元。15 种药品中有 6 种药品的单位药品价格中位数高于 MSH 推荐单位药品价格 IRP，其中只有阿莫西林为急性病治疗药品，其余 5 种慢性病治疗药品，分别为二甲双胍、双氯芬酸钠、硝苯地平、辛伐他汀以及依那普利。另外 9 种药品的单位价格中位数低于 MSH 推荐的单位药品价格 IRP，分别为阿司匹林、阿米卡星、阿奇霉素、布洛芬、甲硝唑、尼莫地平、头孢呋辛、头孢曲松和西咪替丁。其中，阿莫西林和尼莫地平最低，其单位药品价格中位数分别为 0.0052 元和 0.0090 元；头孢呋辛和头孢曲松相对较高，其单位药品价格中位数分别为 1.2950 元和 1.0260 元。

表 5 – 2　　　　　　　　乡镇卫生院常用药品价格情况

通用名	规格	单位药品 IRP（元）	单位药品价格中位数（元）
阿司匹林	100mg	0.0123	0.0052
阿莫西林	250mg	0.0920	0.0986
阿米卡星	250mg/ml	0.9490	0.1675
阿奇霉素	250mg	0.8820	0.4397
布洛芬	200mg	0.0500	0.0287
二甲双胍	500mg	0.0280	0.0625
甲硝唑	200mg	0.2436	0.0160
尼莫地平	30mg	0.2867	0.0090
头孢呋辛	1.5g	10.0720	1.2950
头孢曲松	1g	2.6540	1.0260
双氯芬酸钠	75mg（缓释）	0.0275	0.3309
西咪替丁	100mg/ml	0.0137	0.0131
硝苯地平	20mg（缓释）	0.0212	0.0571
辛伐他汀	20mg	0.0305	0.4259
依那普利	10mg	0.0059	0.0744

注：根据 CPI 及 PPP 对药品价格进行转换。

　　基本药物制度实施后，乡镇卫生院药品 MPR 分布如图 5 - 1 和图 5 - 2 所示。15 种药品的平均 MPR 为 3.04，即常用药的价格是国际标准值的 3.04 倍。其中 5 种药品的价格高于国际参考价格的 1.5 倍，分别为二甲双胍、依那普利、双氯芬酸钠、硝苯地平和辛伐他汀。其中，MPR 最高的为辛伐他汀，达到 13.94。药品价格高于国

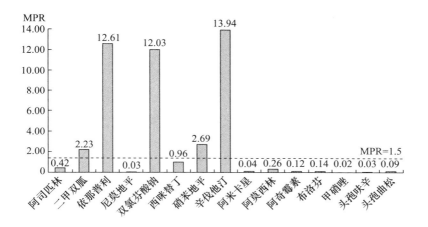

图 5 - 1　乡镇卫生院基本药物 MPR

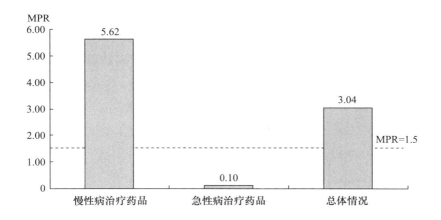

图 5 - 2　乡镇卫生院慢性病与急性病治疗药品 MPR

际参考价格10倍以上的分别是辛伐他汀（MPR＝13.94）、依那普利（MPR＝12.61）以及双氯芬酸钠（MPR＝12.03），均为慢性病治疗药物。慢性病药品的平均MPR为5.62，急性病治疗药品的平均MPR为0.10，在MPR＝1.5警戒线以下的药品大部分为急性病治疗药物，包括阿司匹林、尼莫地平、西咪替丁、阿米卡星、阿莫西林、阿奇霉素、布洛芬、甲硝唑、头孢呋辛和头孢曲松。

（二）管理者、医生与农村居民视角下的基本药物价格

乡镇卫生院管理者、乡镇卫生院医生与农村居民视角下，基本药物的价格情况如图5-3所示。在乡镇卫生院医生中，49.30%的乡镇卫生院医生认为基本药物价格较低，40.80%认为价格一般。在卫生院管理者中，51.00%的卫生院管理者认为基本药物价格一般，仅有38%认为价格较低，11.00%的卫生院管理者认为基本药物价格较高。在农村居民中，仅有16.20%的居民认为基本药物价格较低，认为价格一般的占50.70%，认为价格较高的占33.10%。表明基本药物制度实施后，管理者与医生视角下，基本药物价格较低，而农村居民视角下，基本药物价格仍一般。

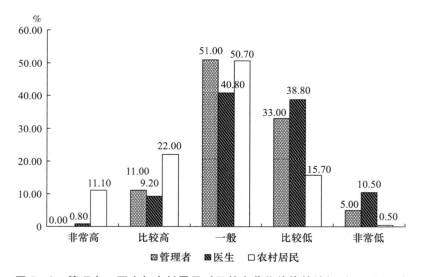

图5-3 管理者、医生与农村居民对于基本药物价格的认知（P＜0.001）

二 乡镇卫生院基本药物可负担性分析

药物可负担性是指按照标准诊疗指南，在一定疗程内，使用标准剂量治疗某一疾病所花费的药品总费用，相当于政府部门中非技术人员最低日薪标准的倍数。[①] 若治疗疾病一个疗程的药品花费相当于日收入的倍数小于 1，则认为该药品的可负担性较好。本书依据收入水平将山东省农村居民分为中高收入者和低收入者，其中中高收入者日收入低于 22.85 元，低收入者日收入低于 6.30 元。

（一）中高收入者与低收入者的基本药物可负担性

乡镇卫生院基本药物可负担性情况如表 5-3 所示。对于中高收入者，所选 15 种药品均具有较好的可负担性，单疗程药品花费均值为 6.7284 元，其中，辛伐他汀、头孢呋辛、头孢曲松和双氯芬酸钠的单疗程药品花费相对较高，分别为 19.1666 元、18.1292 元、14.3635 元和 13.2370 元，对于中高收入者的负担也相对较高，分别为中高收入者日收入的 0.8388 倍、0.7934 倍、0.6286 倍和 0.5793 倍。对于低收入者，10 种卫生院常用药品的可负担性相对较好，但二甲双胍、双氯芬酸钠、辛伐他汀、头孢呋辛及头孢曲松的可负担性相对较差，其单疗程药品花费分别为 7.4994 元、13.2370 元、19.1666 元、18.1292 元和 14.3635 元，对于低收入者的负担也相对较高，分别为低收入者日收入的 1.1905 倍、2.1010 倍、3.0421 倍、2.8778 倍和 2.2800 倍，即以上 5 种药品对于低收入者并不具有良好的可负担性。慢性非传染性疾病一个疗程的药品花费相当于中高收入者日收入的 0.30 倍，低收入者的 1.10 倍。治疗急性病一个疗程的药品花费分别相当于中高收入者和低收入者日收入的 0.29 倍和 1.04 倍。

---

① WHO, *Measuring Medicine Prices, Availability, Affordability and Price Components*, Geneva: WHO, 2008.

表 5 - 3　　　　　　　　乡镇卫生院基本药物可负担性情况

通用名	规格	DDD	治疗周期（天）	单疗程药品花费（元）	中高收入者	低收入者
阿司匹林	100mg	3g	30	4.6797	0.2048	0.7429
二甲双胍	500mg	2g	30	7.4994	0.3282	1.1905
依那普利	10mg	10mg	30	2.2324	0.0977	0.3543
尼莫地平	30mg	300mg	30	2.7123	0.1187	0.4305
双氯芬酸钠	75mg（缓释）	100mg	30	13.2370	0.5793	2.1010
西咪替丁	100mg/ml	800mg	30	3.1442	0.1376	0.4990
硝苯地平	20mg（缓释）	30mg	30	2.5706	0.1125	0.4079
辛伐他汀	20mg	30mg	30	19.1666	0.8388	3.0421
阿米卡星	250mg/ml	1000mg	7	4.6911	0.2053	0.7444
阿莫西林	250mg	1g	7	2.7603	0.1208	0.4382
阿奇霉素	250mg	300mg	7	3.6926	0.1616	0.5862
布洛芬	200mg	1.2g	7	1.2065	0.0528	0.1913
甲硝唑	200mg	1.5g	7	0.8409	0.0368	0.1333
头孢呋辛	1.5g	3g	7	18.1292	0.7934	2.8778
头孢曲松	1g	2g	7	14.3635	0.6286	2.2800
平均	—	—	—	—	0.2944	1.0680

注：①基本药物可负担性 = 药品价格中位数 × （DDD/规格）×治疗周期/日均收入。

②中高收入者的收入以 2011 年山东省农村居民家庭平均日收入 22.85 元计算；低收入者的收入以 2011 年国家贫困线日收入 6.30 元计算。

③单疗程药品花费为根据 CPI 以及 PPP 进行转换后的数据。

急性病与慢性病治疗药物的可负担性情况如图 5 - 4 所示。急性病治疗药物与慢性病治疗药物的差异并不大，对于中高收入者，慢性病与急性病治疗药物均具有较好的可负担性，仅为其日收入的 30.00% 左右。对于低收入者，治疗慢性病与急性病的药品花费均高于其日收入，分别达到 1.10 倍和 1.04 倍，不具有良好的可负担性。

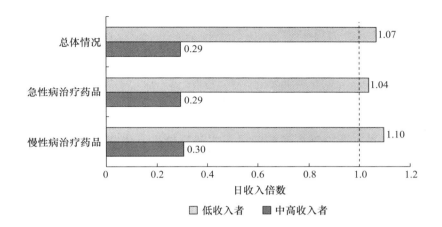

图 5 - 4　急性病与慢性病治疗药物的可负担性

（二）农村居民视角下基本药物的可负担性

农村居民药品支出在总支出及医疗支出中所占比重，如图 5 - 5 所示。基本药物制度实施后，根据可比价格计算，农村居民年消费性支出平均为 23191.99 元，药品支出为 2135.98 元，占消费性支出的比例为 9.21%，占医疗支出的比例为 58.95%，成为医疗支出的主要组成部分。

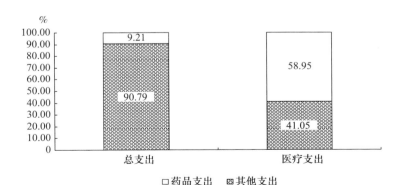

图 5 - 5　农村居民药品支出所占比重

第二节　基本药物制度实施前后基本药物可负担性变化情况

一　基本药物制度实施前后基本药物价格变化情况

（一）基本药物制度实施前后常用基本药物的 MPR

对基本药物制度实施前后基本药物价格变化情况进行分析，所调查乡镇卫生院药品价格的变化如表 5 - 4 所示。根据 CPI 以及 PPP 转换后，15 种药品中只有二甲双胍、双氯芬酸钠和辛伐他汀 3 种药品的价格出现上升，药品价格中位数从基本药物制度实施前的 0.0273 元、0.0932 元和 0.3325 元上升到基本药物制度实施后的 0.0625 元、0.3309 元和 0.4259 元。

表 5 - 4　　　　基本药物制度实施前后常用药价格变化

通用名	规格	单位药品 IRP（元）	实施前单位药品价格中位数（元）	实施后单位药品价格中位数（元）
阿司匹林	100mg	0.0123	0.0072	0.0052
二甲双胍	500mg	0.0280	0.0273	0.0625
依那普利	10mg	0.0059	0.1167	0.0744
尼莫地平	30mg	0.2867	0.0105	0.0090
双氯芬酸钠	75mg（缓释）	0.0275	0.0932	0.3309
西咪替丁	100mg/ml	0.0137	0.0956	0.0131
硝苯地平	20mg（缓释）	0.0212	0.1740	0.0571
辛伐他汀	20mg	0.0305	0.3325	0.4259
阿米卡星	250mg/ml	0.9490	0.1935	0.1675
阿莫西林	250mg	0.0920	0.5355	0.0986
阿奇霉素	250mg	0.8820	0.5890	0.4396
布洛芬	200mg	0.0500	0.5410	0.0287
甲硝唑	200mg	0.2436	0.0200	0.0160
头孢呋辛	1.5g	10.0720	5.0236	1.2950
头孢曲松	1g	2.6540	2.7955	1.0260

注：药品价格为根据 CPI 以及 PPP 进行转换后的数据。

其余 12 种药品价格中位数均出现下降,其中,布洛芬和阿莫西林的下降幅度相对较大,其药品价格中位数分别由基本药物制度实施前的 0.5410 元和 0.5355 元下降到基本药物制度实施后的 0.0287元和 0.0986 元;阿奇霉素和硝苯地平次之,分别从基本药物制度实施前的 0.5890 元和 0.1740 元下降到基本药物制度实施后的 0.4396元和 0.0571 元;阿司匹林和尼莫地平下降幅度相对较小,分别从基本药物制度实施前的 0.0072 元和 0.0105 元下降到基本药物制度实施后的 0.0052 元和 0.0090 元。基本药物制度实施以后,乡镇卫生院常用的基本药物中,药品价格高于国际参考价格的药品由基本药物制度实施前的 8 种降到了实施后的 6 种。

基本药物制度实施前后,乡镇卫生院药品 MPR 分布如图 5-6和图 5-7 所示。基本药物制度实施前,乡镇卫生院常用药的单位价格平均值是国际参考价的 3.71 倍,基本药物制度实施后,该值降到3.04 倍,但仍高于国际药品参考价的 1.5 倍。其中,二甲双胍、双氯芬酸钠和辛伐他汀 3 种药品的 MPR 出现上升。药品价格高于国际

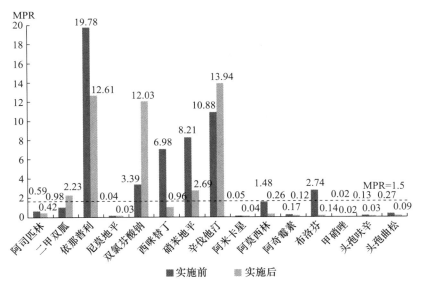

图 5-6　基本药物制度实施前后基本药物 MPR 分布

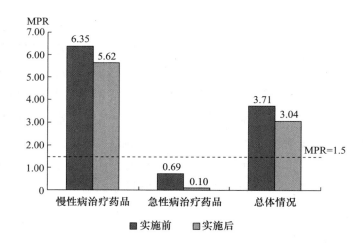

图 5 - 7   基本药物制度实施前后急性病、慢性病治疗药物 MPR

参考价格 1.5 倍的药品由基本药物制度实施前的 6 种（依那普利、双氯芬酸钠、西咪替丁、硝苯地平、辛伐他汀和布洛芬）降到了实施后的 5 种（二甲双胍、依那普利、双氯芬酸钠、硝苯地平和辛伐他汀）。MPR 最高值由实施前的 19.78 降到了实施后的 13.94。基本药物制度的实施在一定程度上降低了药品的价格，但药品价格与国际参考价相比仍然较高。

进一步分析显示，慢性非传染性疾病治疗药物的平均 MPR 由基本药物制度实施前的 6.35 降到了实施后的 5.62（ΔMPR = 0.73），急性病药物的平均 MPR 由实施前的 0.69 降到了实施后的 0.10（ΔMPR = 0.59）。基本药物制度实施后急性病药品已经低于 1.5 的警戒线，而慢性病治疗药物仍处于警戒线之上，应引起相关部门的重视。

（二）管理者、医生与患者视角下基本药物制度实施前后基本药物价格变化

乡镇卫生院管理者、医生与患者对于基本药物制度实施前后基本药物价格变化的认知情况如图 5 - 8 所示。在乡镇卫生院管理者中，60.00% 的管理者认为基本药物制度实施后乡镇卫生院的基本

药物的价格出现下降，32.00%的管理者认为基本药物的价格变化不明显，另有8.00%的管理者认为基本药物制度实施后乡镇卫生院基本药物的价格出现增高。

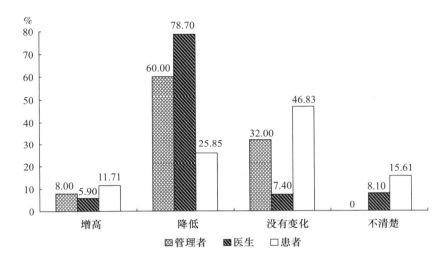

图 5 - 8　管理者、医生与患者对于基本药物价格变化的认知（P < 0.001）

在乡镇卫生院医生中，78.70%的医生认为基本药物制度实施后乡镇卫生院的基本药物的价格出现下降，7.40%的医生认为基本药物制度实施后卫生院基本药物价格没有变化，5.90%的乡镇卫生院医生认为基本药物制度实施后乡镇卫生院基本药物的价格出现增高，另有8.10%的乡镇卫生院医生表示对此不清楚。

在患者中，仅有25.85%的患者认为基本药物制度实施后乡镇卫生院的基本药物的价格出现下降，46.83%的患者认为基本药物制度实施后卫生院基本药物价格没有变化，11.71%的患者认为基本药物制度实施后乡镇卫生院基本药物的价格出现增高，另有15.61%的患者表示对此不清楚。

二　基本药物制度实施前后基本药物可负担性变化情况

（一）中高收入者与低收入者基本药物可负担性变化

基本药物制度实施前后基本药物可负担性情况如表5 - 5所示。

总体来说，基本药物制度实施前，单疗程药品花费相当于中高收入者日收入的约0.7倍，低收入者的约2.53倍，基本药物制度实施后，药物可负担性有所改善，分别为约0.29倍和约1.07倍。虽然基本药物制度的实施在一定程度上改善了基本药物可负担性，但是与WHO/HAI标准相比，基本药物制度实施后低收入者的用药负担仍不合理。

表5-5　　　　　基本药物制度实施前后基本药物可负担性

通用名	规格	DDD	基本药物制度实施前			基本药物制度实施后		
			单疗程花费（元）	中高收入者	低收入者	单疗程花费（元）	中高收入者	低收入者
阿司匹林	100mg	3g	6.9144	0.3026	1.0975	4.6797	0.2048	0.7429
二甲双胍	500mg	2g	3.4961	0.1530	0.5548	7.4994	0.3282	1.1905
依那普利	10mg	10mg	3.7360	0.1635	0.5929	2.2324	0.0977	0.3543
尼莫地平	30mg	300mg	3.3612	0.1471	0.5335	2.7123	0.1187	0.4305
双氯芬酸钠	75mg（缓释）	100mg	3.9782	0.1741	0.6314	13.2370	0.5793	2.1010
西咪替丁	100mg/ml	800mg	24.4815	1.0714	3.8859	3.1442	0.1376	0.4990
硝苯地平	20mg（缓释）	30mg	8.3540	0.3656	1.3261	2.5706	0.1125	0.4079
辛伐他汀	20mg	30mg	15.9653	0.6987	2.5341	19.1666	0.8388	3.0421
阿米卡星	250mg/ml	1000mg	5.7811	0.2530	0.9176	4.6911	0.2053	0.7444
阿莫西林	250mg	1g	15.9996	0.7002	2.5395	2.7603	0.1208	0.4382
阿奇霉素	250mg	300mg	5.2784	0.2310	0.8380	3.6926	0.1616	0.5862
布洛芬	200mg	1.2g	24.2439	1.0610	3.8483	1.2065	0.0528	0.1913
甲硝唑	200mg	1.5g	1.1197	0.0490	0.1778	0.8409	0.0368	0.1333
头孢呋辛	1.5g	3g	75.0417	3.2841	11.9115	18.1292	0.7934	2.8778
头孢曲松	1g	2g	41.7584	1.8275	6.6284	14.3635	0.6286	2.2800
平均	—	—	—	0.6988	2.5345	—	0.2944	1.0680

注：①基本药物可负担性 = 药品价格中位数×（DDD/规格）×治疗周期/日均收入。

②中高收入者的收入以2011年山东省农村居民家庭平均日收入22.85元计算；低收入者的收入以2011年国家贫困线日收入6.30元计算。

③单疗程药品花费为根据CPI以及PPP进行转换后的数据。

④g = 克，mg = 毫克，ml = 毫升。

　　对中高收入者而言，基本药物制度实施后，乡镇卫生院常用的15 种药品的可负担性大部分出现一定程度的改善，其中变化最大的是头孢呋辛，其单疗程药品花费相当于中高收入者日收入的倍数由基本药物制度实施前的 3.2841 下降到基本药物制度实施后的0.7934；布洛芬和头孢曲松次之，其单疗程药品花费相当于中高收入者日收入的倍数分别由基本药物制度实施前的 1.0610 和 1.8275下降到基本药物制度实施后的 0.0528 和 0.6286；二甲双胍、双氯芬酸钠和辛伐他汀的可负担性出现小幅下降，其单疗程药品花费相当于中高收入者日收入的倍数分别由基本药物制度实施前的0.1530、0.1741 和 0.6987 上升到基本药物制度实施后的 0.3282、0.5793 和 0.8388。虽然个别常用药品的可负担性有所下降，但总体而言，基本药物制度实施后，中高收入者对乡镇卫生院常用药品的可负担性有较为明显的改善。

　　对低收入者而言，基本药物制度实施后，乡镇卫生院常用的 15种药品的可负担性大部分出现一定程度的改善，其中变化最大的是头孢呋辛，其单疗程药品花费相当于低收入者日收入的倍数由基本药物制度实施前的 11.9115 下降到基本药物制度实施后的 2.8778；头孢曲松、布洛芬和西咪替丁次之，其单疗程药品花费相当于低收入者日收入的倍数分别由基本药物制度实施前的 6.6284、3.8483和 3.8859 下降到基本药物制度实施后的 2.2800、0.1913 和0.4990；二甲双胍、双氯芬酸钠和辛伐他汀的可负担性出现小幅下降，其单疗程药品花费相当于低收入者日收入的倍数分别由基本药物制度实施前的 0.5548、0.6314 和 2.5341 上升到基本药物制度实施后的 1.1905、2.1010 和 3.0421。

　　基本药物制度实施前后中高收入者与低收入者对慢性病、急性病治疗药物可负担性情况如图 5-9 和图 5-10 所示。对中高收入者，基本药物制度实施后慢性病与急性病治疗药品的可负担性均出现明显改善，其中改善幅度最大的为急性病治疗药品，其单疗程药品花费相当于中高收入者日收入的倍数由基本药物制度实施

前的1.06下降到基本药物制度实施后的0.29；慢性病治疗药品支
出改善幅度相对较小，其单疗程药品花费相当于中高收入者日收入
的倍数由基本药物制度实施前的0.38下降到基本药物制度实施后的
0.30。表明对中高收入者而言，基本药物制度实施后所有药品均具
有较好的可负担性。

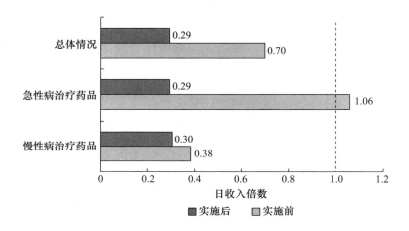

图5-9　中高收入者慢性病与急性病治疗药物可负担性变化

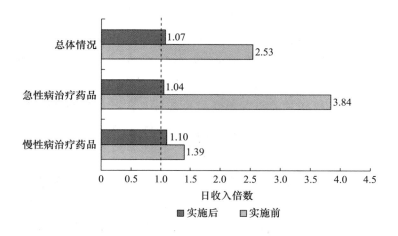

图5-10　低收入者慢性病与急性病治疗药物可负担性变化

对低收入者而言，虽然基本药物制度实施后基本药物可负担性出现明显改善，尤其是急性病治疗药品支出的改善幅度非常明显，其单疗程药品花费相当于低收入者日收入的倍数由基本药物制度实施前的 3.84 下降到基本药物制度实施后的 1.04；慢性病单疗程药品花费相当于低收入者日收入的倍数由基本药物制度实施前的 1.39 下降到基本药物制度实施后的 1.10。但是在基本药物制度实施后慢性病与急性病单疗程的药品花费仍高于低收入者的日收入。

（二）患者视角下基本药物制度实施前后用药负担的变化

基本药物制度实施后患者在乡镇卫生院就诊感知药品费用变化情况如图 5 - 11 所示。58.34% 的患者认为基本药物制度实施后，在乡镇卫生院就诊的药品费用出现下降，仅有 8.33% 的患者认为药品费用上升，认为药品费用未变化的患者比例为 33.33%，表明基本药物制度实施后，大部分患者认为乡镇卫生院药物可负担性明显改善，但是仍存在部分患者对用药负担感知不明显的现象。

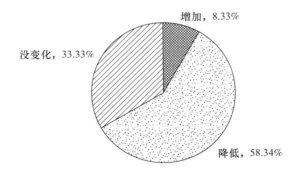

图 5 - 11　患者感知就诊药品费用变化情况

第三节 不同县（市、区）基本药物
可负担性现状

一 不同县（市、区）基本药物价格情况
（一）不同县（市、区）基本药物 MPR 分布

基本药物制度实施后，不同县（市、区）药品 MPR 分布情况如图 5 - 12 所示。11 个县（市、区）中只有 A、C、D、F、I 以及 K 县（市、区）乡镇卫生院常用基本药物的 MPR 值在警戒线以下，分别为 0.68、0.45、1.29、0.81、0.95 以及 0.47；B、E、G、H 和 J 县（市、区）乡镇卫生院常用基本药物的 MPR 值在警戒线以上，分别为 1.76、4.49、4.09、2.53 和 3.83。平均 MPR 最低的县（市、区）为 C 县（市、区），其乡镇卫生院常用药品价格平均为 WHO 推荐值的 45.00%；MPR 最高的 E 县（市、区）为 WHO 推荐值的 4.49 倍，应引起相关部门的注意。

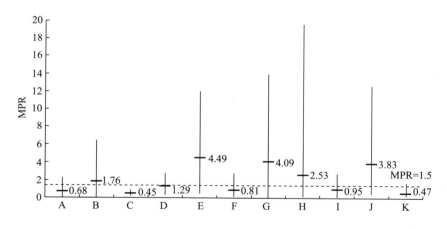

图 5 - 12 不同县（市、区）基本药物 MPR 分布情况

（二）不同县（市、区）基本药物 MPR 聚类分析

根据基本药物制度实施后基本药物的 MPR 值对 11 个县（市、区）进行聚类分析，得到 3 个聚类中心，分别为 0.77、2.15 和 4.66，共聚得 3 类，结果如表 5 - 6 所示。A、C、F、I、K 县（市、区）具有较优的药品 MPR，MPR 值相对较低，均在 1 以下；B、E、G、J 县（市、区）的药品 MPR 相对较差，大部分高于 WHO 推荐的标准值（MPR = 1.5）；其余 2 个县（市、区）的药品 MPR 处于中等水平，表明基本药物制度实施后，大部分县（市、区）的基本药物价格水平为中等偏低。

表 5 - 6　　　　　各县（市、区）MPR 及聚类分析结果

县（市、区）	MPR	聚类结果	县（市、区）	MPR	聚类结果
A	0.68	好	G	4.09	差
B	1.76	差	H	2.53	中
C	0.45	好	I	0.95	好
D	1.29	中	J	5.41	差
E	4.49	差	K	0.47	好
F	0.81	好	平均	2.08	—

二　不同县（市、区）基本药物可负担性分析

（一）不同县（市、区）基本药物可负担性指标分布

不同县（市、区）中高收入者基本药物可负担性指标分布情况如图 5 - 13 所示。由图可知，对中高收入者来说，11 个县（市、区）中 A、B、C、D、F、H、I、J、K 的平均单疗程药品花费均小于其日收入，分别为 0.44、0.48、0.79、0.60、0.41、0.68、0.61、0.68 和 0.76；只有 E、G 县（市、区）单疗程药品花费高于其日收入，分别为 1.12 和 1.63。各县（市、区）之间的差异不大，最大值出现在了 G 县（市、区），单疗程药品花费相当于中高收入者 5 天的收入。

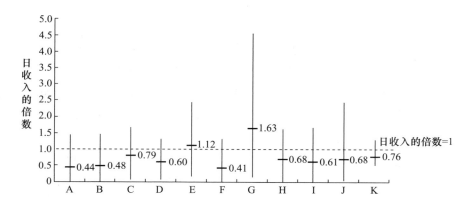

图 5 – 13　不同县（市、区）中高收入者基本药物可负担性分布

　　不同县（市、区）低收入者基本药物可负担性指标分布情况如图 5 – 14 所示。由图可知，11 个县（市、区）的低收入者单疗程基本药物花费均高于其日收入，分别为 1.59、1.72、2.87、2.19、4.07、1.50、5.91、2.48、2.22、2.48 和 2.77，即低收入者对乡镇卫生院常用基本药物的可负担性较差。分析显示，各县（市、区）之间的差异较大，单疗程药品花费相当于日收入倍数的最大值出现在 G 县（市、区），相当于低收入者 16 天的收入。

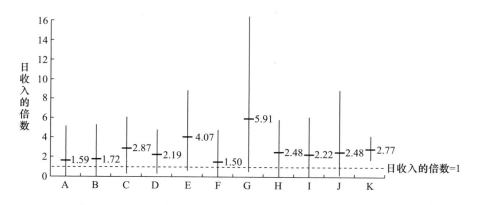

图 5 – 14　不同县（市、区）低收入者基本药物可负担性分布

（二）不同县（市、区）基本药物可负担性指标值聚类分析

根据单疗程药品花费相当于低收入者日收入的倍数这一指标，对 11 个县（市、区）进行聚类分析，得到 3 个聚类中心，分别为 1.60、2.73 和 5.91，共得 3 类，结果如表 5-7 所示。A、B、F 县（市、区）乡镇卫生院基本药物的可负担性最优，平均药品花费相当于日收入倍数的 1.5 倍左右。G 县（市、区）的基本药物可负担性最差，平均药品花费相当于日收入的 6 倍左右。其余 7 个县（市、区）的基本药物可负担性居中。因此总体来看，基本药物可负担性处于中等水平。

表 5-7　各县（市、区）基本药物可负担性及聚类分析结果

县（市、区）	日收入的倍数	聚类结果	县（市、区）	日收入的倍数	聚类结果
A	1.59	好	G	5.91	差
B	1.72	好	H	2.48	中
C	2.87	中	I	2.22	中
D	2.19	中	J	2.48	中
E	4.07	中	K	2.77	中
F	1.50	好	平均	2.71	—

第四节　基本药物可负担性影响因素

一　开放性编码

根据乡镇卫生院常用基本药物的可负担性这一问题，将收集的访谈材料中相对独立、信息完整的语句设定为最小编码单元，初步确定了 48 个与基本药物可负担性相关的概念，用"a+序号"的形式表示，表 5-8 是部分访谈内容中确定的概念举例，包括"当前药品定价的机制尚有不足之处，不能适应变化""新农合目录与经

验目录存在冲突，部分基本药物在新农合内无法报销""利润的不足必然导致质量下降，疗效差，加重负担""对低收入者的医疗救助力度不足"等。

表5-8　　　基本药物可负担性开放性编码的概念表述举例

编号	概念	编号	概念
a1	基本药物根据专家意见进行遴选，存在一定的主观性	a9	由于认识不到位，产生"总额预付制是不让医生看病，不让医院收病人"的错误理解，其结果就是各级医疗机构推诿病人
a2	当前药品定价的机制尚有不足之处，不能适应变化	a10	新农合报销不及时
a3	需要国家整体政策的联动，如定价机制和注重质量	a11	新农合目录与经验目录存在冲突，部分基本药物在新农合内无法报销
a4	目前的最低价中标方式使企业为了市场份额而不计成本，此模式长远来说不利于行业发展	a12	新农合报销目录与基本药物目录缺乏一致性也导致了基层业务量的流失
a5	利润的不足必然导致质量下降，疗效差，加重负担	a13	原材料上涨导致药价上升
a6	基本药物中标后销量增加，但在市场份额方面增加不明显，主要受到医生处方行为、患者用药习惯的影响	a14	由于原材料价格上涨，高出当时的中标价格，所以停止生产
a7	医患关系日益紧张，对于医疗风险较大的一般给予及时转诊，让上级医院给患者确诊后，再给予治疗	a15	对低收入者的医疗救助力度不足
a8	总额预付效果比较明显，但出现在卫生院开处方，患者到卫生室拿药	a16	对于基本药物生产经营企业的行为缺乏明确的处罚规定

续表

编号	概念	编号	概念
a17	有的县对药品采购与配送统一管理、统一缴纳周转金，配送效果较好，而有的不进行统一管理	a18	由于利润较小，配送企业不积极配送

对 48 个概念进行开放性编码，共形成遴选机制不合理、新农合总额预付的影响、各相关部门间缺乏协调、配送企业配送不积极、卫生院配备基本药物种类少、患者流向上级医疗机构现象严重等 19 个范畴，用"aa + 序号"表示，如表 5 - 9 所示。

表 5 - 9　　基本药物可负担性的开放性编码与主轴编码

主轴编码		开放性编码		概念
编号	范畴	编号	范畴	
A1	政策顶层设计	aa1	遴选机制不合理	a1
		aa2	定价机制不合理	a2，a3
		aa3	最低价中标不合理	a4，a5
A2	政策间的相互影响	aa4	以药养医政策的影响	a6，a48
		aa5	医患关系的不断恶化	a7，a47
		aa6	新农合总额预付的影响	a8，a9
		aa7	新农合报销政策的影响	a10，a11，a12
		aa8	原材料价格的上涨	a13，a14
A3	配套政策不到位	aa9	医疗救助的救助力度	a15，a38，a39
		aa10	监管不到位	a16，a40，a41
		aa11	各相关部门间缺乏协调	a17，a43，a44，a45
A4	药品生产配送企业行为	aa12	配送企业配送不积极	a18，a46
		aa13	独家生产企业虚报成本	a19，a42
		aa14	生产企业改变药品规格、包装	a20，a21
		aa15	基本药物疗效	a22，a23，a24

续表

主轴编码		开放性编码		概念
编号	范畴	编号	范畴	
A5	卫生院及医生行为	aa16	卫生院配备基本药物种类少	a25，a26，a27
		aa17	医生大处方、高价药行为	a28，a29，a30，a31，a32
A6	农村居民行为	aa18	农村居民医疗支出相对较少	a33
		aa19	患者流向上级医疗机构现象严重	a34，a35，a36，a37

二　主轴编码

对 19 个范畴进一步凝练、归纳，将其概括为 6 个基本药物可负担性范畴，用"A + 序号"表示，分别为基本药物政策顶层设计（A1）、政策间的相互影响（A2）、配套政策不到位（A3）、药品生产配送企业行为（A4）、卫生院及医生行为（A5）、农村居民行为（A6），如表 5 - 9 所示。

三　选择编码

本书运用因果条件—现象—行动/互动策略—结果这一典范模型，将开放性编码中得到的范畴进行联系。最终形成一条基本药物可负担性分析的故事线：由于基本药物制度顶层设计存在缺陷，基本药物的遴选、招标配送以及定价机制不完善，且各项政策之间相互作用与影响，如以药养医仍有一定市场，新农合政策与基本药物制度的脱节等，导致基本药物政策运行的各个环节出现了多种问题；基本药物生产流通企业、乡镇卫生院以及农村居民分别采取相应的行动来实现自身利益最大化；基本药物生产流通企业主要采取减少药品有效成分、虚报成本、减少配送的措施以减少基本药物生产经营的成本，乡镇卫生院则主要采取私自采购并出售目录外药品、开大处方等行为来扩大自身收益，弥补基本药物制度对其造成的经济损失，农村居民则由于购药不便而更多地到上级医疗机构就诊。基本药物生产流通企业、乡镇卫生院以及农村居民等利益相关者的种种行为最终影响了基本药物可负担性，尤其是低收入者的基本药物可负担性，如图 5 - 15 所示。

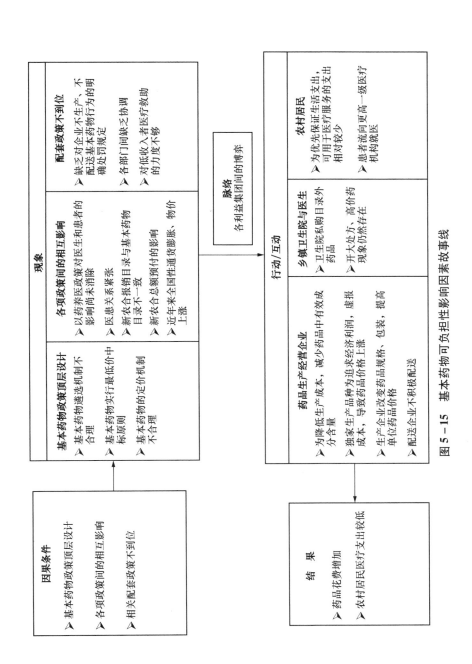

图5-15　基本药物可负担性影响因素故事线

第六章　乡镇卫生院药物使用情况

本书选取 WHO 和 INRUD 以及国家卫生和计划生育委员会推荐指标，共 11 项相关指标评价基本药物制度实施前后乡镇卫生院门诊处方用药的合理性。[①] 11 项指标分别为单张处方费用、门诊收入药占比、门诊单张处方用药品种数、处方药品通用名使用情况、处方基本药物使用情况、抗生素处方使用情况、注射剂处方使用情况、激素类药物处方使用情况、中成药处方使用情况、处方书写清晰度情况和处方书写完整度情况。

第一节　乡镇卫生院药物使用现状

一　乡镇卫生院门诊常用药物情况

调查显示，基本药物制度实施后，在乡镇卫生院门诊常用的 50 种药品中，抗生素所占比例、激素类药物比例以及注射剂所占比例分别达到了 26.50%、2.60% 以及 46.10%，而基本药物比例与中成药所占比例分别为 78.60% 与 27.00%。乡镇卫生院在基本药物制度实施前后均常用的前 10 位药品分别为阿司匹林、二甲双胍、依那普利、尼莫地平、双氯芬酸钠、西咪替丁、硝苯地平、辛伐他汀、阿米卡星和阿莫西林。

二　乡镇卫生院门诊处方费用及门诊收入情况

（一）单张处方费用情况

单张处方费用是反映医疗机构用药情况的重要指标。根据国家

---

① WHO, *A Survey of Medicine Prices, Availability and Affordability in Shanghai, China using the WHO/HAI Methodology*, Geneva: WHO, 2006.

有关部门对医疗机构门诊处方费用的标准：二级及以下医疗机构每张门诊处方不应超过 100 元。① 因此，单张处方费用既能反映医药费用的情况，也能反映是否存在医务人员为追求药品利润而开"贵处方"的现象。②③④ 调查显示，基本药物制度实施后，乡镇卫生院单张处方费用平均为 29.35 元，中位数为 16.22 元。基本药物制度实施后 100 元以上的处方占处方总数比例为 3.50%，"贵处方"仍然存在。

（二）单张处方费用的分布情况

本书中所有处方费用的分布如图 6 – 1 所示，基本药物制度实施后处方费用呈右偏态分布。基本药物制度实施后，单张处方费用集中在 0—50 元。

对单张处方费用进行对数转换后，基本药物制度实施后单张处方费用的分布情况如图 6 – 2 所示，近似正态分布，与以往对处方费用的研究结果一致⑤⑥⑦。

（三）卫生院门诊收入药占比情况

药占比是指药品收入在医院业务收入中所占的比例⑧，是医院收费是否合理的直接体现，也是医院综合管理水平的重要标志。据统计，我国医院的平均药占比为 60% 以上，少数中小型医院在 70% 以

---

① 隋丹：《社区卫生服务机构基本药物政策与合理用药研究》，硕士学位论文，华中科技大学，2009 年。

② 杨小兵：《西部贫困地区县级医疗机构门诊处方费用分析》，《中国卫生经济》2005 年第 10 期。

③ 罗宁：《成都、沈阳 2 市社区卫生服务机构处方用药及费用分析》，《中国初级卫生保健》2007 年第 5 期。

④ Karen B. , et al. , "Lessons from International Experience in Controlling Pharmaceutical Expenditure Ⅱ: Influencing Doctors", *Bri Med J*, Vol. 312, No. 7045, 1996, p. 1525.

⑤ 崔斌：《影响乡村医生处方费用的多因素分析》，《中国初级卫生保健》2002 年第 5 期。

⑥ 冯旭：《我国西部农村乡镇卫生院药品收支与处方用药分析》，《中国初级卫生保健》2003 年第 10 期。

⑦ 贾红英：《贫困地区乡镇卫生院药品使用情况分析》，《中国初级卫生保健》2000 年第 10 期。

⑧ 严忠文：《行政干预控制药占比的实践与体会》，《医药导报》2012 年第 6 期。

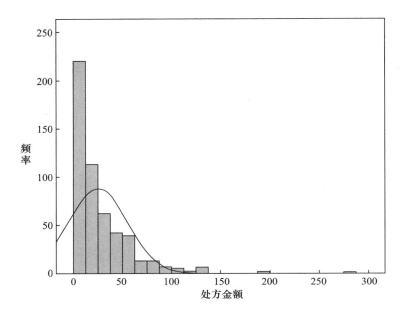

图6-1 基本药物制度实施后卫生院门诊处方费用分布情况

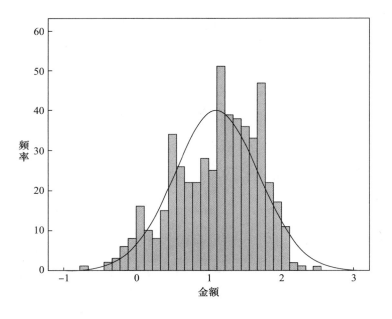

图6-2 基本药物制度实施后卫生院门诊处方费用对数分布情况

上，而发达国家只有 5%—20%。① 与此同时，我国医疗机构的药品销售额占到当前药品销售市场总额的 80%—90%。医疗机构对于药品收入的高度依赖不仅影响医疗机构的长远发展，而且加重了患者的看病负担，引发"看病难，看病贵"问题。

调查显示，基本药物制度实施后，乡镇卫生院门诊收入为 102.3 万元，其中药品收入为 43.95 万元，门诊药品收入占门诊收入的比重为 42.96%，表明药品收入不再是卫生院门诊收入的主要来源。

（四）基本药物制度实施前后基层医疗机构门诊收入药占比变化的 Meta 分析

为进一步探索基本药物制度实施对基层医疗机构收入药占比的影响，本书利用已发表的关于基本药物制度实施前后基层医疗机构药占比的文献进行 Meta 分析，以均数差（WMD）及其 95% 的置信区间（CI）对基本药物制度对于基层医疗机构药占比的影响进行综合评价。

本次研究共搜索到相关文献 164 篇，根据纳入排除标准筛选后，共纳入符合要求的文献 13 篇，全部为已发表的国内文献，其中研究社区卫生服务机构的文献 5 篇，乡镇卫生院的 5 篇，基层医疗机构的 3 篇；国家级文献 2 篇，省级文献 6 篇，市级文献 4 篇，区级文献 1 篇，文献质量相对较高，如表 6-1 所示。

异质性检验如图 6-3 所示，$\chi^2 = 9.61$，$I^2 < 70\%$，可以认为各研究间具有较好的同质性，应采用固定效应模型进行。将基本药物制度实施前后门诊收入药占比情况进行对照，$Z = 4.72$，$P < 0.00001$，$WMD = 0.05$，95% CI 为（0.03，0.07），认为基本药物制度实施前后药占比差异有统计学意义。

本书采用固定效应模型和随机效用模型两种不同的模型分别对数据进行处理并比较其结果，根据两种模型的一致性程度来反映合并效应值的可靠程度。图 6-4 为采用随机效应模型进行 Meta 分析

---

① 刘桦等：《门诊药占比影响因素分析》，《中国医院用药评价与分析》2012 年第 6 期。

表 6-1　纳入文献的基本情况

编号	第一作者	发表年份	改革前药占比			改革后药占比			机构	地区	文献质量
			例数	均数	标准差	例数	均数	标准差			
1	宗文红	2011	9	0.73	0.03	9	0.68	0.04	社区卫生机构	上海	D
2	王军	2011	2	0.65	0.07	2	0.39	0.16	乡镇卫生院	成都	B
3	詹长春	2011	12	0.56	0.05	12	0.51	0.09	社区卫生机构	丹徒	B
4	徐竞然	2012	3	0.41	0.09	3	0.29	0.07	基层医疗机构	全国	A
5	郎颖	2010	6	0.64	0.20	6	0.65	0.10	社区卫生机构	银川	A
6	杨爽	2011	2	0.64	0.16	2	0.52	0.09	社区卫生机构	山东	A
7	唐玉清	2012	3	0.34	0.04	3	0.26	0.05	基层医疗机构	全国	A
8	陈定湾	2012	3	0.77	0.07	3	0.71	0.11	基层医疗机构	浙江	A
9	宋燗春	2011	4	0.51	0.04	4	0.50	0.04	社区卫生机构	南京	B
10	李新泰	2011	2	0.48	0.24	2	0.44	0.02	乡镇卫生院	山东	A
11	汪胜	2011	5	0.51	0.10	5	0.40	0.06	乡镇卫生院	浙江	A
12	曾攀	2012	7	0.50	0.14	7	0.47	0.11	乡镇卫生院	江西	A
13	李宝玉	2012	4	0.59	0.46	4	0.32	0.15	乡镇卫生院	某省	A

研究组或亚组	实施前 N	均值(标准差)	实施后 N	均值(标准差)	WMD(固定效应) 95% CI	权重 (%)	WMD(固定效应) 95% CI
郎颖2010	6	0.64(0.20)	6	0.65(0.10)		1.50	-0.01[-0.19, 0.17]
李新泰2011	2	0.48(0.24)	2	0.44(0.02)		0.43	0.04[-0.29, 0.37]
宋桷春2011	4	0.51(0.04)	4	0.50(0.04)		15.61	0.01[-0.05, 0.07]
汪胜2011	5	0.51(0.10)	5	0.40(0.06)		4.59	0.11[0.01, 0.21]
王军2011	2	0.65(0.07)	2	0.39(0.16)		0.82	0.26[0.02, 0.50]
杨爽2011	2	0.64(0.16)	2	0.52(0.09)		0.74	0.12[-0.13, 0.37]
鲁长春2011	12	0.56(0.05)	12	0.51(0.09)		14.14	0.05[-0.01, 0.11]
宗文红2011	9	0.73(0.03)	9	0.68(0.04)		44.97	0.05[0.02, 0.08]
陈迎澄2012	3	0.77(0.07)	3	0.71(0.11)		2.20	0.06[-0.09, 0.21]
李宝玉2012	4	0.59(0.46)	4	0.32(0.15)		0.21	0.27[-0.20, 0.74]
唐玉清2012	3	0.34(0.04)	3	0.26(0.05)		9.14	0.08[0.01, 0.15]
徐竞然2012	3	0.41(0.09)	3	0.29(0.07)		2.88	0.12[-0.01, 0.25]
曾攀2012	7	0.50(0.14)	7	0.47(0.11)		2.76	0.03[-0.10, 0.16]
合计(95% CI)	62		62			100.00	0.05[0.03, 0.07]

异质性检验：χ²=9.61，自由度=12(P=0.65)，I²=0%
总体效应检验：Z=4.72(P<0.00001)

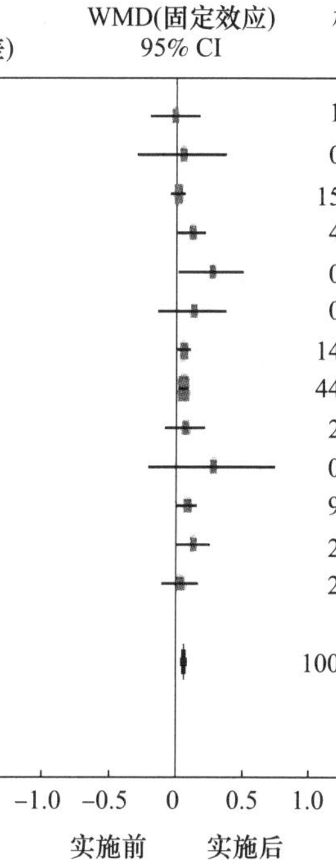

图6-3　基层医疗机构药占比 Meta 分析森林图（M－H 固定效应模型）

研究组或亚组	N	实施前 均值(标准差)	N	实施后 均值(标准差)	WMD(随机效应) 95% CI	权重 (%)	WMD(随机效应) 95% CI
郎颖2010	6	0.64(0.20)	6	0.65(0.10)		1.50	−0.01[−0.19, 0.17]
李新泰2011	2	0.48(0.24)	2	0.44(0.02)		0.43	0.04[−0.29, 0.37]
宋熠春2011	4	0.51(0.04)	4	0.50(0.04)		15.61	0.01[−0.05, 0.07]
汪胜2011	5	0.51(0.10)	5	0.40(0.06)		4.59	0.11[0.01, 0.21]
王军2011	2	0.65(0.07)	2	0.39(0.16)		0.82	0.26[0.02, 0.50]
杨爽2011	2	0.64(0.16)	2	0.52(0.09)		0.74	0.12[−0.13, 0.37]
詹长春2011	12	0.56(0.05)	12	0.51(0.09)		14.14	0.05[−0.01, 0.11]
宗文红2011	9	0.73(0.03)	9	0.68(0.04)		44.97	0.05[0.02, 0.08]
陈定湾2012	3	0.77(0.07)	3	0.71(0.11)		2.20	0.06[−0.09, 0.21]
李宝玉2012	4	0.59(0.46)	4	0.32(0.15)		0.21	0.27[−0.20, 0.74]
唐玉清2012	3	0.34(0.04)	3	0.26(0.05)		9.14	0.08[0.01, 0.15]
徐竞然2012	3	0.41(0.09)	3	0.29(0.07)		2.88	0.12[−0.01, 0.25]
曾攀2012	7	0.50(0.14)	7	0.47(0.11)		2.76	0.03[−0.10, 0.16]
合计(95% CI)	62		62			100.00	0.05[0.03, 0.07]

异质性检验：$\chi^2=9.61$，自由度=12(P=0.65)，$I^2=0\%$
总体效应检验：Z=4.72(P<0.00001)

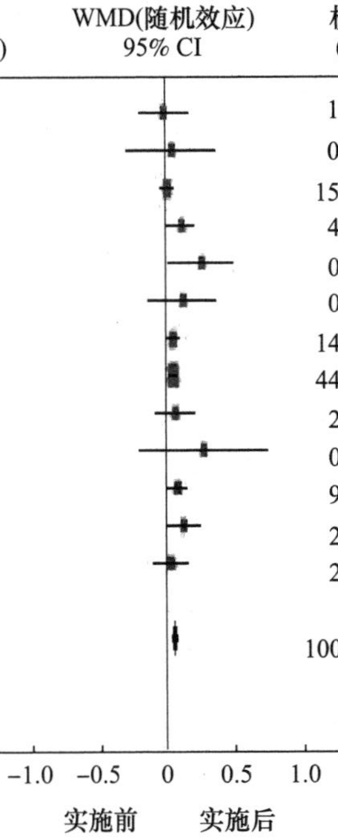

−1.0 −0.5 0 0.5 1.0
实施前   实施后

图 6 - 4　基层医疗机构药占比情况 Meta 分析森林图（D - L 随机效应模型）

的森林图，由图可知，随机效应模型计算的合并效应 $WMD=0.05$，其 95% 的 CI 为（0.03，0.07），与固定效应模型分析结果一致，表明本研究的合并效应值可靠。

　　发表偏移是指大部分情况下相对于阴性的研究结果来说，阳性的研究结果更容易被报告和发表。[①] Meta 分析中常用倒漏斗图来分析发表偏移的情况，以均数差（WMD）值为横坐标，以均数差（WMD）值的标准误 SE（WMD）为纵坐标。纳入文献的偏移水平如图 6-5 所示，13 篇文献所绘制的倒漏斗图显示，纳入文献的发表偏移较小。

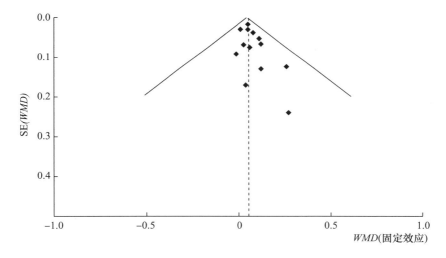

图 6-5　基本药物制度的实施对药占比影响的 Meta 分析倒漏斗

　　根据对纳入研究的 13 篇文献分析，文献的发表偏移较小，纳入文献具有较好的同质性（$I^2<70\%$），应采用固定效应模型，分析结果为 $Z=4.72$，$P<0.00001$，95% 的 CI 为（0.03，0.07），菱形在 0 分线的右侧，表明基本药物制度实施前后的药占比差异具有统计学意义。合并效应值 WMD=0.05（WMD=实施前药占比 - 实施后药占比），表明基本药物制度实施之后基层医疗机构的药占比出现一定程

---

　　① 孙振球：《医学综合评价方法及其应用》，化学工业出版社 2005 年版。

度的下降，破除基层医疗机构"以药养医"机制已初显成效。

三　基本药物制度实施后处方用药现状

（一）门诊单张处方用药品种数

单张处方用药品种数是世界卫生组织评价医疗机构合理用药情况最重要的指标[1][2]，它既能够反映医疗机构的药品使用情况，也能反映医务人员的处方行为，即是否存在医务人员为追求经济效益而开"大处方"的现象。卫生部《处方管理办法》（卫生部令〔2007〕第53号）规定，每张处方不得超过5种药品。调查显示，基本药物制度实施后，乡镇卫生院单张处方用药品种数平均为3.05。此外，基本药物制度实施后，乡镇卫生院单张处方用药超过5种的处方约占总处方的14.20%。

（二）处方药品通用名使用情况

WHO建议各国政府要求医生以药品的通用名开具处方，以减少药品生产企业一系列的寻租行为。调查显示，基本药物制度实施后，乡镇卫生院常用基本药物药品通用名使用率高达83.27%，虽与WHO的推荐值（100%）仍存在较大差距，但已高于发展中国家70.00%的标准。

（三）处方基本药物使用情况

单张处方中基本药物所占的比例是WHO推荐的反映医疗机构合理用药的指标之一，能够反映医疗机构基本药物的利用情况。调查显示，基本药物制度实施后，乡镇卫生院门诊处方中基本药物使用率为74.00%。

（四）抗生素处方使用情况

抗生素的滥用是我国卫生领域较为严重的问题之一，世界卫生组织选择抗生素处方使用率这一指标来反映医疗机构的抗生素使用及管

---

[1]　WHO, *How to Investigate Drug Use in Health Facilities: Selected Drug Use Indicators*, Geneva: WHO, 1993.

[2]　*Indicators for Monitoring National Drug Policies: A Practical Manual*, second edition, WHO, 1999.

理情况。调查显示，基本药物制度实施后，乡镇卫生院门诊抗生素处方使用率为 40.79%，远远高于 WHO 推荐标准值 30%。

（五）每百例次就诊使用二联及以上抗生素的情况

近年来抗生素的联合使用在一定程度上加剧了药物滥用的情况，二联及以上抗生素使用率已被广泛用于抗菌药物使用情况的评价中。调查显示，基本药物制度实施后，乡镇卫生院门诊二联及以上抗生素处方使用率为 11.8%。

（六）注射剂处方使用情况

注射剂的滥用是世界范围内的普遍性问题，而这一问题在我国卫生事业发展中更为突出。注射剂的滥用不仅增加了患者的经济负担，而且增加了患者发生输液反应及院内感染的概率。调查显示，基本药物制度实施后，乡镇卫生院门诊注射剂处方使用率为 36.90%。

（七）激素类药物处方使用情况

激素类药物自问世以来，因其见效快的特点，受到各级医务人员尤其是农村医务人员的青睐，但是激素类药物的过量使用也会加剧患者遭受到的毒副作用。调查显示，基本药物制度实施后，乡镇卫生院门诊激素类药物处方使用率为 13.23%。

（八）中成药处方使用情况

中成药是指以中草药为原料，经制剂加工成各种剂型的中药制品，相较于中草药而言，具有方便贮存、使用方便等特点。调查显示，基本药物制度实施后，乡镇卫生院门诊中成药处方使用率为 41.80%。

（九）处方书写清晰度情况

卫生部处方书写规范中明确规定，处方书写必须清晰，不得出现字迹潦草、涂抹、难以辨认等情况。调查显示，基本药物制度实施后，乡镇卫生院书写清晰的门诊处方数占门诊处方总数的比例，即处方书写清晰度为 86.10%。

（十）处方书写完整度情况

卫生部处方书写规范中明确规定，处方中必须写明所在医疗机构名称、对患者的诊断、处方费用、医师签名等内容，不得有空缺项。调查显示，基本药物制度实施后，乡镇卫生院门诊处方书写完整度均数为81.71%，中位数为85.71%。在处方应填写内容中，核对人签名缺失率最高，为45.70%。处方开始标记缺失率最低，为0.90%。机构名称缺失率、诊断缺失率、处方金额缺失率、发药人签名缺失率、处方结束标记缺失率分别为3.40%、32.80%、29.90%、22.00%和30.50%。

（十一）平均用药咨询与平均药物调配时间情况

医患接触时间的长短，是医务人员对患者关怀的体现。[①] WHO 选择平均用药咨询时间来反映医患接触的时间长短，它是指每例病人接触处方医师的平均时间，不含候诊时间。调查显示，基本药物制度实施后，乡镇卫生院门诊就诊患者的平均用药咨询时间约为15.78分钟。

平均药物调配时间是指患者从交处方至取到药物所花的时间，不包括等待时间。[②] WHO 用这一指标反映药师向患者交代药品用法及发放药物的时间。调查显示，基本药物制度实施后，乡镇卫生院门诊就诊患者的平均药物调配时间约为5.36分钟。

（十二）卫生院处方用药现状与 WHO 推荐指标值的比较

乡镇卫生院门诊用药各项指标如表6-2所示。总体来说，各项指标值与发展中国家平均水平相比，仍均存在较大的差距，其中抗生素处方使用率（40.79%）、药品通用名使用率（83.27%）已经超过发展中国家的平均水平（分别为47.00%和70.00%）。而平均单张处方用药品种数（3.05）、基本药物使用率（74.00%）以及注射剂处方使用率（36.90%）则尚未达到发展中国家的平均水平（分别为2.50、86.00%和17.00%），尤其是注射剂处方使用率与发展中国家平均水平差距较大。

---

① 李义：《医院合理用药患者关怀指标调查与分析》，《中外医学研究》2012年第25期。

② 李成：《基本药物制度实施前后安徽省乡镇卫生院处方质量分析》，《中国卫生经济》2012年第4期。

表 6 – 2　　　　　　　乡镇卫生院药品合理使用总体情况

指标	均值	发展中国家均值	WHO 推荐值
单张处方用药品种数（种）	3.05	2.50	2.00
药品通用名使用率（%）	83.27	70.00	100.00
基本药物使用率（%）	74.00	86.00	100.00
抗生素处方使用率（%）	40.79	47.00	30.00
注射剂处方使用率（%）	36.90	17.00	10.00
激素类药物处方使用率（%）	13.23	—	10.00
处方书写清晰度（%）	86.10	—	1.00 *
处方书写完整度（%）	81.71	—	1.00 *
平均用药咨询时间（分钟）	15.78	—	6.00
平均药物调配时间（分钟）	5.36	—	1.50

注：＊国家卫生与计划生育委员会推荐值。

　　基本药物制度实施后，乡镇卫生院处方用药各评价指标与 WHO 等国际组织给出的参考值之间的比较情况如表 6 – 2 所示。乡镇卫生院在基本药物使用率、抗生素处方使用率、激素类药物处方使用率、注射剂处方使用率均距 WHO 参考值（分别为 100.00%、30.00%、10.00%、10.00%）有一定差距。尤其是抗生素处方使用率以及注射剂处方使用率远远高出国际参考值的 30.0% 和 10.0%，达到了 40.79% 和 36.90%。基本药物使用率为 74.00%，距国际参考值还有一定差距。处方书写清晰度和处方书写完整度虽然较高，但是与国家卫生与计划生育委员会推荐值的差距仍然较大。乡镇卫生院平均用药咨询时间和平均药物调配时间远高于 WHO 的推荐值（分别为 6 分钟和 1.5 分钟），表明乡镇卫生院的门诊药事服务效率仍有待提高。

　　运用综合指数法对基本药物制度实施后乡镇卫生院处方用药合理性进行评价。分析显示，基本药物制度实施后乡镇卫生院总体处方用药合理性指数为 0.73，与世界卫生组织推荐值相比还存在一定的差距。尤其是注射剂处方使用指数仅为 0.27（见图 6 – 6），与世界卫生组织的推荐值 1 相比存在很大的差距，应引起相关部门的重视。

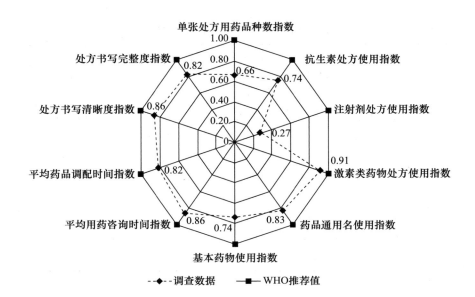

图 6 – 6 乡镇卫生院处方合理用药评价指标指数雷达图

四 农村居民视角下的乡镇卫生院药物使用情况

（一）居民对基本药物的认知与接受意愿

调查显示，居民对基本药物制度的认知情况并不乐观，仅有39.2%的居民表示知道基本药物制度，其主要的知晓途径包括电视宣传（32.1%）、医生的介绍（16.3%）、社区的宣传（12.7%）、网络的宣传（12.5%）、报纸的宣传（11.7%）、药店的宣传（6.2%），以及村干部的宣传（2.6%）等。84.6%的被调查者表示，当医生建议使用基本药物时，自己愿意接受基本药物，主要原因是基本药物的价格相对便宜。有16.4%的被调查者表示不愿意接受医生建议，主要原因是认为药品质量难以保证。

在两周内有过就诊经历的患者中，46.8%的受访患者表示与以前相比，基本药物的疗效并没有明显变好，58.9%的受访患者认为与以前相比，基本药物质量没有改善，58.8%的受访患者认为基本药物价格没有降低，15.4%的受访患者认为自身用药品种需求没有得到满足。

以居民对基本药物的接受意愿为因变量，以可能影响居民接受基本药物意愿的相关因素为自变量，进行二项 Logistic 回归分析。共识别 4 个影响居民对基本药物接受度的因素，分别为居民的用药依从性、对基本药物制度的了解程度、对处方的信任程度和医生对基本药物的推荐频率。其中用药依从性对居民接受基本药物意愿的影响力最大，其标准化偏回归系数为 0.177；其余 3 项因素对居民接受基本药物意愿的影响力相对较小，其标准化偏回归系数分别为 0.045、0.028 和 0.038。具体结果如表 6 - 3 所示。

表 6 - 3　　居民对基本药物意愿的影响因素 Logistic 回归分析

项目	偏回归系数（b_i）	标准差（s_i）	标准化偏回归系数（B_i）	Wald 统计量	P	OR
用药依从性	1.598	0.201	0.177	63.494	<0.001	4.945
对基本药物制度的了解程度	0.485	0.168	0.045	8.323	0.004	1.624
对处方的信任程度	0.455	0.110	0.028	17.155	<0.001	1.575
医生对基本药物的推荐频率	0.403	0.169	0.038	5.690	0.017	1.496
（常量）	-2.657	0.575	0.8422	1.343	<0.001	0.070

注：标准化偏回归系数计算公式 $B_i = b_i \times s_i / 1.8138$。

（二）居民的合理用药意识与行为

调查显示，农村居民缺乏基本的药品知识，合理用药意识较差，用药行为欠科学。在两周内有过就诊经历的患者中，93.1% 的受访者认为自身的用药知识缺乏，58.1% 的受访者对抗生素不了解，53.5% 的受访者对抗生素滥用的危害不清楚，42% 的受访者不清楚抗生素与消炎药之间是否存在区别，如图 6 - 7 所示。

在用药习惯方面，37.7% 的受访者偏好联合用药，24.8% 的受访者青睐进口药，15.0% 的受访者偏爱贵药，12.4% 的受访者偏爱新药，10.9% 的受访者偏爱静脉输液，如图 6 - 8 所示。另外，在抗生素使用方面，46.3% 的受访者习惯使用抗生素治疗感冒，8.9%

的受访者表示，一旦出现健康问题会主动要求医生使用抗生素。
39.3%的受访家庭常备抗生素进行自我治疗。

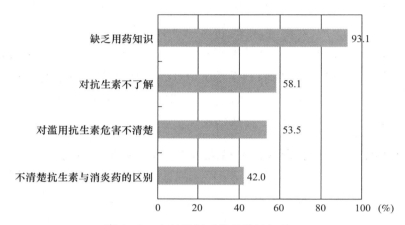

图 6-7　农村居民对药品的认知情况

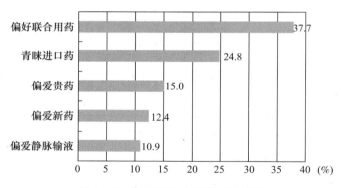

图 6-8　农村居民的用药习惯情况

第二节　基本药物制度实施前后处方药物使用的变化情况

一　乡镇卫生院门诊常用药物品种变化情况

基本药物制度实施前后乡镇卫生院门诊常用药物情况如表 6-4
所示。卫生院门诊常用的 50 种药物中，基本药物占比、抗生素占比以及注射剂占比均出现不同程度的上升，分别从基本药物制度实施前的47.90%、17.80%、38.70%上升到基本药物制度实施后的78.60%、26.50%和46.10%。而中成药占比有所下降，从基本药物制度实施前的33.30%下降到基本药物制度实施后的27.00%。激素类药物占比变化不大，从基本药物制度实施前的1.90%变为基本药物制度实施后的2.60%。

表6-4　　　　　基本药物制度实施前后乡镇卫生院门诊
　　　　　　　各类常用药物品种情况　　　　　　　单位:%

实施前后	基本药物占比	抗生素占比	激素类药物占比	注射剂占比	中成药占比
实施前	47.90	17.80	1.90	38.70	33.30
实施后	78.60	26.50	2.60	46.10	27.00
χ^2 值	10.54 **	9.23 **	0.42	4.81 *	4.48 *

注：* 表示 P < 0.05，** 表示 P < 0.01。

二　乡镇卫生院处方费用及门诊收入变化情况

（一）单张处方费用的变化情况

在基本药物制度实施前，所调查乡镇卫生院单张处方费用平均为36.57元，中位数为25.00元。基本药物制度实施后，乡镇卫生院单张处方费用平均为29.35元，中位数为16.22元。对数据进行对数变换后，经检验基本药物制度实施前后单张处方费用的差异有统计学意义，表明基本药物制度实施后，乡镇卫生院单张处方费用明显下降，如表6-5所示。

表6-5　基本药物制度实施前后卫生院门诊单张处方费用情况

实施前后	均值	标准差	中位数	最大值	最小值	正态性检验 K-S 值	F 值	100 元以上处方比例（%）
实施前	36.57	37.70	25.00	291.00	0.30	4.86 **	16.21 **	4.70
实施后	29.35	39.56	16.22	347.76	0.08	7.49 **		3.50

注：* 表示 P < 0.05，** 表示 P < 0.01。

基本药物制度实施前，费用在 100 元以上的处方占处方总数的 4.70%，而基本药物制度实施后，这一比例变为 3.50%，经检验，差异无统计学意义（$\chi^2 = 2.481$，$P = 0.11$）。此外，基本药物制度实施后乡镇卫生院单张处方费用最大值为 347.76 元，高于基本药物制度实施前的 291.00 元。表明基本药物制度实施以后，医务人员开"贵处方"的现象并未明显减少。

（二）单张处方费用的分布变化情况

基本药物制度实施前后，乡镇卫生院门诊处方费用分布如图 6-9 与图 6-10 所示，基本药物制度实施前后处方费用均为右偏态分布。基本药物制度实施前，单张处方费用集中在 0—150 元，而基本药物制度实施后，单张处方费用主要集中在 0—100 元。

（三）基本药物制度实施前后卫生院处方费用变化的 Meta 分析

为进一步探究基本药物制度的实施对卫生院门诊处方费用的影响，本书选取相关文献进行 Meta 分析，根据文献的纳入排除标准筛选后，共纳入符合要求的文献 17 篇①②③④⑤⑥⑦⑧⑨，全部为已发表的文献。其中省级数据 7 篇，县级数据 2 篇，覆盖全国东、中、西部地区 8

① 孔生海：《基本药物实施前后社区用药分析》，《中国当代医药》2011 年第 2 期。

② 汪胜：《浙江省基本药物制度对社区卫生服务中心合理用药的影响》，《中国农村卫生事业管理》2011 年第 10 期。

③ 宋燕：《山东省基本药物制度对乡镇卫生院处方费用的影响》，《中国卫生事业管理》2012 年第 8 期。

④ 黄婷婷：《高淳县社区卫生服务机构合理用药评析》，《南京医科大学学报》（社会科学版）2012 年第 3 期。

⑤ 宗文红：《上海市某区基本药物配备和使用情况调查分析》，《中国初级卫生保健》2013 年第 1 期。

⑥ 杨雅馨：《基本药物政策对甘肃省乡镇卫生院门诊用药合理性影响的研究》，《中国初级卫生保健》2013 年第 9 期。

⑦ 罗力：《上海市实施国家基本药物制度对社区卫生服务中心合理用药的影响》，《中国药房》2013 年第 4 期。

⑧ 罗飞：《国家基本药物制度对中西部基层医疗机构合理用药的影响》，《中国医院管理》2013 年第 6 期。

⑨ 郑思茜：《基本药物制度对宁夏乡镇卫生院处方费用的影响》，《卫生经济研究》2013 年第 7 期。

个省（自治区、直辖市），文献质量均较高，文献信息如表6–6所示。

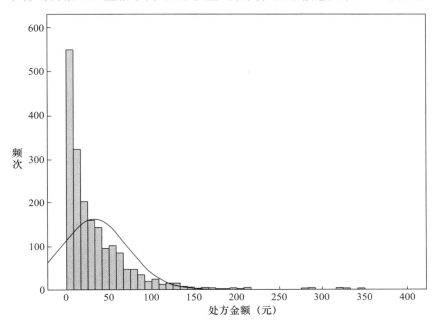

图 6-9 基本药物制度实施前乡镇卫生院门诊处方费用分布情况

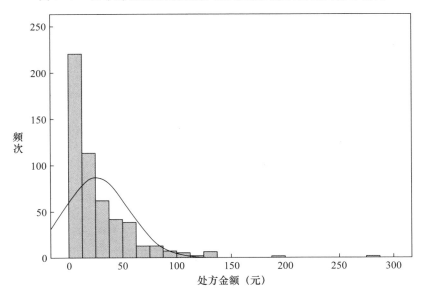

图 6-10 基本药物制度实施后乡镇卫生院门诊处方费用分布情况

表 6-6 纳入文献的基本情况

编号	第一作者	发表年份	实施前			实施后			行政区划	机构类型	文献质量
			例数	均数	标准差	例数	均数	标准差			
1	孔生海	2011	800	59.18	12.14	800	37.19	3.87	高淳县	社区中心	A
2	汪胜	2011	900	65.15	14.11	900	40.38	10.43	浙江省	乡镇卫生院	A
3	宋燕	2012	2055	34.47	13.61	982	33.73	16.18	山东省	乡镇卫生院	A
4	黄婷婷	2012	527	35.58	16.75	530	24.65	12.64	高淳县	社区服务站	A
5	宗文红	2013	4360	94.6	3.47	4280	85.5	4.7	上海市	社区中心	A
6	杨雅馨	2013	1000	33.86	13.94	1008	30.94	6.55	甘肃省	乡镇卫生院	A
7	罗力	2013	1800	89.18	3.29	1800	84.47	2.71	上海市	社区中心	A
8	罗飞	2013	1336	32.4	17.21	1295	25.56	10.37	中西部	基层医疗机构	A
9	郑思茜	2013	2252	24.06	6.75	1109	25.89	6.11	宁夏	乡镇卫生院	A

经异质性检验，$\chi^2 = 4748.34$，$I^2 > 50\%$，$P < 0.00001$，故不能认为各研究间具有同质性，应采用随机效应模型对数据进行分析。运用随机效应模型，将基本药物制度实施前后基层医疗机构的门诊单张处方费用情况进行对照，分析结果如图 6 - 11 所示。MD = - 8.89，95% CI 为（- 12.42，- 5.36），Z = 4.94，P < 0.00001。表明基本药物制度实施后基层医疗机构门诊单张处方费用平均约下降了 8.89 元。

为探究基本药物制度对城乡基层医疗机构门诊单张处方费用影响的差别，分别对基本药物制度实施后，城乡基层医疗机构门诊单张处方费用变化情况进行亚组分析。随机效应模型显示，基本药物制度实施后，城乡基层医疗机构门诊单张处方费用均出现下降，且经检验，差异有统计学意义。其中农村基层医疗机构门诊单张处方费用下降较少，MD = - 6.25，其 95% CI 为（- 11.9，- 0.6）。城市基层医疗机构门诊单张处方费用下降相对较大，MD = - 14.01，其 95% CI 为（- 23.29，- 4.73），具体结果如图 6 - 12 所示。

用倒漏斗图〔以 MD 值为横坐标，MD 值的标准误 SE（MD）为纵坐标〕来分析研究纳入文献的发表偏移情况。本书纳入文献的发表偏移水平如图 6 - 13 所示，9 篇文献所绘制的倒漏斗图比较对称，所以基本可以认为本书纳入文献的发表偏移较小。

对 9 篇有关基本药物制度实施前后基层医疗机构门诊单张处方费用情况的文献进行 Meta 分析，结果显示：合并效应值 MD = - 8.89，其 95% CI 不包括 0，且对 MD 的检验显示 P < 0.05，表明基本药物制度的实施降低了基层医疗机构门诊单张处方费用的水平。这主要是因为基本药物在政府办基层医疗机构的配备与零差率销售，直接降低了药品的价格[1]，同时也抑制了医务人员开"贵处方"的经济动力[2]。

---

① 魏艳：《基本药物制度对山东省乡镇卫生院药品可负担性影响研究》，《中国卫生经济》2013 年第 10 期。
② 黄冬梅：《18 所乡镇卫生院实施综合改革前后业务收入影响因素分析》，《中华医院管理杂志》2014 年第 2 期。

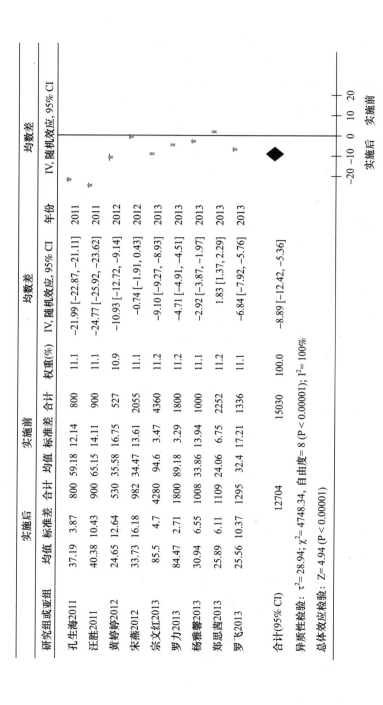

研究组或亚组	实施后			实施前			权重(%)	均数差 IV,随机效应,95% CI	年份	均数差 IV,随机效应,95% CI
	均值	标准差	合计	均值	标准差	合计				
孔生海2011	37.19	3.87	800	59.18	12.14	800	11.1	-21.99 [-22.87, -21.11]	2011	
汪胜2011	40.38	10.43	900	65.15	14.11	900	11.1	-24.77 [-25.92, -23.62]	2011	
黄婷婷2012	24.65	12.64	530	35.58	16.75	527	10.9	-10.93 [-12.72, -9.14]	2012	
宋燕2012	33.73	16.18	982	34.47	13.61	2055	11.1	-0.74 [-1.91, 0.43]	2012	
宗文红2013	85.5	4.7	4280	94.6	3.47	4360	11.2	-9.10 [-9.27, -8.93]	2013	
罗力2013	84.47	2.71	1800	89.18	3.29	1800	11.2	-4.71 [-4.91, -4.51]	2013	
杨雅馨2013	30.94	6.55	1008	33.86	13.94	1000	11.1	-2.92 [-3.87, -1.97]	2013	
郑思茜2013	25.89	6.11	1109	24.06	6.75	2252	11.2	1.83 [1.37, 2.29]	2013	
罗飞2013	25.56	10.37	1295	32.4	17.21	1336	11.1	-6.84 [-7.92, -5.76]	2013	
合计(95% CI)			12704			15030	100.0	-8.89 [-12.42, -5.36]		

异质性检验: $\tau^2 = 28.94$; $\chi^2 = 4748.34$, 自由度 = 8 (P < 0.00001); $I^2 = 100\%$
总体效应检验: Z = 4.94 (P < 0.00001)

-20 -10 0 10 20
实施后 实施前

图6-11 基层医疗机构门诊单张处方费用Meta分析森林图(随机效应模型)

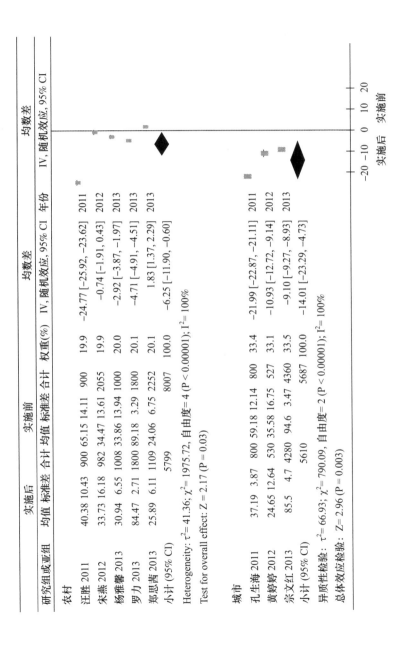

| 研究组或亚组 | 实施后 | | 实施前 | | | 权重(%) | 均数差 | 年份 | 均数差 |
	均值	标准差	合计	均值	标准差	合计		IV, 随机效应, 95% CI		IV, 随机效应, 95% CI
农村										
汪胜 2011	40.38	10.43	900	65.15	14.11	900	19.9	−24.77 [−25.92, −23.62]	2011	
宋燕 2012	33.73	16.18	982	34.47	13.61	2055	19.9	−0.74 [−1.91, 0.43]	2012	
杨雅馨 2013	30.94	6.55	1008	33.86	13.94	1000	20.0	−2.92 [−3.87, −1.97]	2013	
罗力 2013	84.47	2.71	1800	89.18	3.29	1800	20.1	−4.71 [−4.91, −4.51]	2013	
郑思南 2013	25.89	6.11	1109	24.06	6.75	2252	20.1	1.83 [1.37, 2.29]	2013	
小计 (95% CI)			5799			8007	100.0	−6.25 [−11.90, −0.60]		

Heterogeneity: τ^2 = 41.36; χ^2 = 1975.72, 自由度 = 4 (P < 0.00001); I^2 = 100%
Test for overall effect: Z = 2.17 (P = 0.03)

城市										
孔生海 2011	37.19	3.87	800	59.18	12.14	800	33.4	−21.99 [−22.87, −21.11]	2011	
黄婷婷 2012	24.65	12.64	530	35.58	16.75	527	33.1	−10.93 [−12.72, −9.14]	2012	
宗文红 2013	85.5	4.7	4280	94.6	3.47	4360	33.5	−9.10 [−9.27, −8.93]	2013	
小计 (95% CI)			5610			5687	100.0	−14.01 [−23.29, −4.73]		

异质性检验: τ^2 = 66.93; χ^2 = 790.09, 自由度 = 2 (P < 0.00001); I^2 = 100%
总体效应检验: Z = 2.96 (P = 0.003)

实施后　实施前
−20 −10 0 10 20

图6−12　城乡基层医疗机构门诊处方费用变化的亚组分析

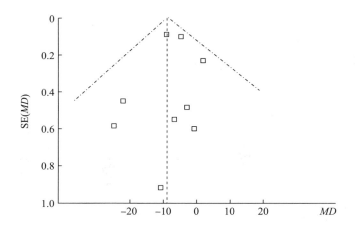

图 6-13　基本药物制度的实施对药占比影响的 Meta 分析倒漏斗图

　　通过对基本药物制度实施前后，城乡基层医疗机构门诊单张处方费用变化情况的亚组分析显示：相对于农村地区，城市基层医疗机构门诊单张处方费用下降幅度相对较大。这一方面是由于在基本药物制度实施前，农村基层医疗机构的门诊单张处方费用已经相对较低，下降空间较小。另一方面是因为部分地区卫生行政部门为减轻农村基层医疗机构的运行压力而制定了"过渡期"的药品目录，按照此目录，这些医疗机构仍然可以出售部分非基本药物，因此抵消了基本药物制度降低门诊单张处方费用的部分效果。

　　（四）卫生院门诊收入的变化情况

　　基本药物制度实施前后乡镇卫生院门诊收入如图 6-14 所示，门诊总收入从 2008 年到 2009 年略有上涨，2010 年涨幅较大，2011 年出现较大幅度下降，由 2010 年的 161.24 万元下降到 102.3 万元。门诊药品收入 2009 年较 2008 年略有下降，2010 年较 2009 年变化不大，2011 年出现较大幅度的下降，由 2010 年的 77.78 万元下降到 43.95 万元。门诊收入药占比从 2008 年以来呈现下降的趋势，2011 年下降到 4 年来的最低水平 44.79%。

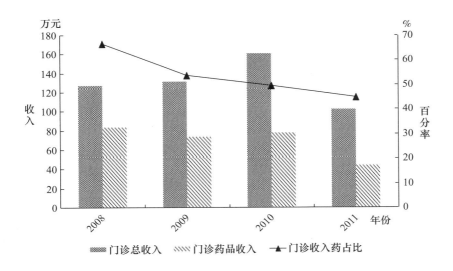

图 6－14　基本药物制度实施前后乡镇卫生院门诊收入情况

　　基本药物制度实施前各年份门诊收入药占比均高于 50％，但近年来呈明显下降趋势。2011 年基本药物制度实施后，卫生院门诊收入药占比跌破 50％，下降到 4 年来的最低水平。这说明基本药物制度实施后，门诊药品收入占比明显下降，虽然仍是门诊总收入的重要组成部分，但其对门诊总收入的贡献不断下降。

三　基本药物制度实施前后相关指标变化情况

（一）门诊单张处方用药品种数

　　基本药物制度实施前，乡镇卫生院单张处方用药品种数平均为 3.28，中位数为 3；基本药物制度实施后，单张处方用药品种数平均为 3.04，中位数为 2，经 Wilcoxon 符号秩和检验，差异有统计学意义。

　　此外，基本药物制度实施前，乡镇卫生院单张处方用药超过 5 种的处方占 22.46％，基本药物制度实施后该比例变为 19.69％，经检验，$\chi^2 = 2.955$，P ＝ 0.086，差异无统计学意义，表明基本药物制度实施后，卫生院门诊"大处方"占处方总数的比例并未明显减少，如表 6－7 所示。

表 6 - 7　　　　　基本药物制度实施前后卫生院门诊处方用药情况

指标	制度实施前	制度实施后	Z 值/χ^2 值
单张处方用药品种数（种）	3.28	3.04	2.760*
用药超过 5 种的处方占比（%）	22.46	19.69	2.955
药品通用名使用率（%）	79.91	83.27	3.20
基本药物使用率（%）	64.15	74.00	16.49**
抗生素处方使用率（%）	47.26	40.79	9.46**
二联及以上抗生素处方使用率（%）	14.66	11.29	6.45*
注射剂处方使用率（%）	39.55	36.90	1.78
激素类药物处方使用率（%）	15.96	13.23	13.56**
中成药处方使用率（%）	40.16	40.44	0.02
处方书写清晰度（%）	71.68	83.72	58.44**
处方书写完整度（%）	64.24	81.71	20.638**

注：＊表示 $P < 0.05$，＊＊表示 $P < 0.01$。

（二）药品通用名使用情况

基本药物制度实施前，乡镇卫生院药品通用名使用率为79.91%；基本药物制度实施后，该比例变为83.27%。经检验，差异无统计学意义，如表 6 - 7 所示。

（三）基本药物使用情况

基本药物占处方用药的比例是 WHO 推荐的，反映医疗机构合理用药的指标之一，能够反映医疗机构对基本药物的利用情况。基本药物制度实施后，乡镇卫生院门诊处方中基本药物使用率由64.15%上升到74.00%，基本药物利用率得到提高，如表 6 - 7所示。

（四）抗生素处方使用情况

基本药物制度实施前，乡镇卫生院门诊使用的抗生素处方占处方总数的47.26%；基本药物制度实施后，该值下降为40.79%，经检验，差异有统计学意义，如表 6 - 7 所示。基本药物制度实施前二联及以上抗生素处方使用率为14.66%；基本药物制度实施后二联及以上抗生素处方使用率下降为 11.29%。经检验，差异有统计学意义，如表 6 - 7 所示。

　　为进一步分析基本药物制度与抗生素滥用之间的关系，阐明基本药物制度的实施对规范抗生素使用的作用，本书采用了 Meta 分析法，收集更多有关基本药物制度实施前后抗生素使用情况的资料，以期为基本药物制度实施前后抗生素使用情况变化寻找科学依据。

　　如表 6 - 8 所示，本次研究根据纳入排除标准筛选后，纳入符合

表 6 - 8　　　　　本次 Meta 分析研究纳入文献的基本情况

编号	第一作者	发表年份	实施前抗生素处方使用情况		实施后抗生素处方使用情况		行政区划	文献质量
			n_1	N_1	n_2	N_2		
1	汪胜	2011	315	540	312	540	浙江省	A
2	李新泰	2011	190	469	283	603	山东省	A
3	孔生海	2011	532	800	435	800	江苏省高淳县	A
4	陈麒骏	2011	274	540	270	540	成都市	A
5	甄燕飞	2011	127	366	24	157	广州市	B
6	冯立新	2011	6805	8738	5271	7528	新疆生产建设兵团	B
7	张淑敏	2011	194	369	246	549	乌鲁木齐	B
8	张智峰	2011	653	1200	550	1200	郴州市	A
9	祝小英	2011	1752	3065	1946	3004	浙江某县	A
10	李华	2010	752	1200	392	1200	呼和浩特	B
11	李伦	2011	13	100	19	100	上海	A
12	余其卢	2011	71	100	59	100	中山市	A
13	单楠	2011	47	100	52	100	北京	A
14	郑文贵	2010	59	100	50	100	山东省	A
15	李玉珍	2011	52	100	57	100	深圳市	A
16	周卫华	2011	471	600	364	600	海门市	B
17	李成	2012	705	998	797	1100	安徽省	A
18	邹榕	2012	3865	7200	3682	7200	广西壮族自治区	A
19	宋燕	2012	538	1046	463	982	山东省	A
20	史波英	2012	1875	3000	1443	3000	浙江省舟山市	A
21	李凯	2012	169	299	197	422	山东省胶南市	A

要求的文献 21 篇①②③④⑤⑥⑦⑧⑨⑩⑪⑫⑬⑭⑮⑯⑰⑱⑲⑳㉑。21 篇文献全部为

———————————

① 孔生海:《基本药物实施前后社区用药分析》,《中国当代医药》2011 年第 2 期。

② 汪胜:《浙江省基本药物制度对社区卫生服务中心合理用药的影响》,《中国农村卫生事业管理》2011 年第 10 期。

③ 李新泰:《山东省基本药物制度对乡镇卫生院合理用药的影响》,《中国卫生经济》2011 年第 4 期。

④ 陈麒骏:《成都市基层医疗机构基本药物制度初步实施效果调查》,《中国卫生政策研究》2011 年第 9 期。

⑤ 甄燕飞:《社区卫生服务中心近两年处方点评汇总分析》,《今日药学》2011 年第 8 期。

⑥ 冯立新:《2006—2010 年医院抗菌药物使用调查分析》,《中华医院感染学杂志》2011 年第 14 期。

⑦ 张淑敏:《2008—2010 年应用抗菌药物的横断面分析》,《中华医院感染学杂志》2011 年第 6 期。

⑧ 张智峰:《郴州市实施国家基本药物制度试点的调查研究》,硕士学位论文,南华大学,2011 年。

⑨ 祝小英:《基本药物制度实施前后乡镇卫生院小儿发热抗生素使用比较研究》,《卫生经济研究》2011 年第 10 期。

⑩ 李华:《我院门诊处方评价分析》,《药物流行病学杂志》2010 年第 12 期。

⑪ 李伦:《上海市社区卫生服务机构实施药品零差率的案例研究》,硕士学位论文,复旦大学,2011 年。

⑫ 余其卢:《中山地区基层医疗机构实施国家基本药物制度的成效与分析》,《中国药业》2011 年第 12 期。

⑬ 单楠、傅鸿鹏:《国家基本药物制度对基层医疗卫生机构抗生素使用的影响》,《卫生软科学》2011 年第 11 期。

⑭ 郑文贵:《实施基本医疗卫生制度对卫生技术人员工作行为的影响》,《中国卫生经济》2010 年第 10 期。

⑮ 李玉珍:《实施基本药物制度对社康中心诊疗及用药的影响分析》,《中国药学杂志》2011 年第 22 期。

⑯ 周卫华:《卫生院基本药物制度使用前后抗生素使用情况调查分析》,《中国医学工程》2011 年第 11 期。

⑰ 李成:《基本药物制度实施前后安徽省乡镇卫生院处方质量分析》,《中国卫生经济》2012 年第 4 期。

⑱ 邹榕:《国家基本药物制度对广西乡镇卫生院门诊用药的影响研究》,《中国全科医学》2012 年第 13 期。

⑲ 宋燕:《基本药物制度对基层医疗卫生机构合理用药的影响》,《卫生经济研究》2012 年第 9 期。

⑳ 史波英:《基本药物制度对社区医院抗菌药物使用的影响》,《中国药业》2012 年第 12 期。

㉑ 李凯:《山东省基本药物制度对乡镇卫生院医疗服务提供及运行影响研究》,硕士学位论文,山东大学,2012 年。

国内研究，文献质量较高。本书以基本药物制度实施前抗生素使用情况为对照，基本药物制度实施后的使用情况与之比较，进行异质性检验，计算合并 OR 值及其 95% CI。

经一致性检验显示，$\chi^2 = 416.23$，$I^2 = 95.2\% > 70\%$，不能认为各研究间具有同质性，应采用随机效用模型[①]，如图 6 - 15 所示。因各研究间存在异质性，本书采用 D - L 随机效应模型对变量进行研究。如图 6 - 15 所示，以基本药物制度实施前的抗生素使用情况为对照，基本药物制度实施后抗生素使用情况与之比较，$Z = 3.08$，$P = 0.002$，差异有统计学意义。$OR = 0.76$，95% CI 为（0.64，0.91），不包含 1。

以效应尺度 OR 值为横坐标，以真数表明其标尺；以 OR 对数值的标准误为纵坐标，以 SE［ln（OR）］表明其标尺[②]绘制倒漏斗图，对文献的发表偏移情况进行分析。纳入文献的偏移水平如图 6 - 16 所示，17 篇文献所绘制的倒漏斗图较为对称，所以可以认为本书的偏移较小。

采用随机效用模型和固定效应模型两种不同的模型分别对数据进行处理，并比较其结果，可以根据两个结果的一致性程度来判断合并结果的可靠性程度。[③] 图 6 - 17 是采用 M - H 固定效应模型进行 Meta 分析的森林图，由图中可知，固定效应模型计算的合并效应 OR 值为 0.77，其 95% CI 为（0.75，0.80），与随机效应模型分析结果基本一致，表明本书的合并结果基本可靠。

根据对纳入研究的 21 篇文献的 Meta 分析，可以认为，这 21 篇关于基本药物制度实施前后抗生素使用情况研究的文献不具有同质性，均为二分类变量，应该采用 D - L 随机效应模型进行分析。对合并效应值的检验 $P < 0.05$，且其 95% CI 不包括 1，菱形完全位于

---

① 方积乾、陆盈：《现代医学统计学》，人民卫生出版社 2002 年版。
② 孙振球：《医学综合评价方法及其应用》，化学工业出版社 2005 年版。
③ 陈钟鸣：《实施基本药物制度对抗菌药物使用影响的 Meta 分析》，《中国全科医学》2012 年第 10A 期。

研究组或亚组	实施后 n/N	实施前 n/N	OR(随机效应) 95% CI	权重 (%)	OR(随机效应) 95% CI
李华2010	392/1200	752/1200		5.38	0.29 [0.24, 0.34]
郑文贵2010	50/100	59/100		3.55	0.69 [0.40, 1.22]
陈麟骏2011	270/540	274/540		5.11	0.97 [0.76, 1.23]
单楠2011	52/100	47/100		3.57	1.22 [0.70, 2.13]
冯立新2011	5274/7528	6805/8738		5.62	0.66 [0.62, 0.71]
孔生海2011	435/800	532/800		5.26	0.60 [0.49, 0.73]
李忬2011	19/100	13/100		2.66	1.57 [0.73, 3.38]
李新素2011	283/603	190/469		5.09	1.30 [1.02, 1.66]
李玉珍2011	57/100	52/100		3.56	1.22 [0.70, 2.14]
汪胜2011	312/540	315/540		5.10	0.98 [0.77, 1.24]
佘其卢2011	59/100	71/100		3.41	0.59 [0.33, 1.06]
张淑敏2011	246/549	194/369		5.00	0.73 [0.56, 0.95]
张智峰2011	550/1200	653/1200		5.40	0.71 [0.60, 0.83]
甄智飞2011	27/157	127/366		4.00	0.39 [0.25, 0.62]
周卫华2011	364/600	471/600		5.04	0.42 [0.33, 0.54]
祝小英2011	1946/3004	1752/3065		5.56	1.38 [1.24, 1.53]
李成2012	797/1100	705/998		5.30	1.09 [0.90, 1.32]
李凯2012	197/422	169/299		4.85	0.67 [0.50, 0.91]
史波英2012	1443/3000	1875/3000		5.56	0.56 [0.50, 0.62]
宋燕2012	463/982	538/1046		5.36	0.84 [0.71, 1.00]
邹榕2012	3682/7200	3865/7200		5.62	0.90 [0.85, 0.96]
合计(95% CI)	29925	30930		100.00	0.76 [0.64, 0.91]

总计: 16915（实施后），19459（实施前）
异质性检验: χ^2=416.23, 自由度=20(P<0.00001); I^2=95.2%
总体效应检验: Z=3.08(P=0.002)

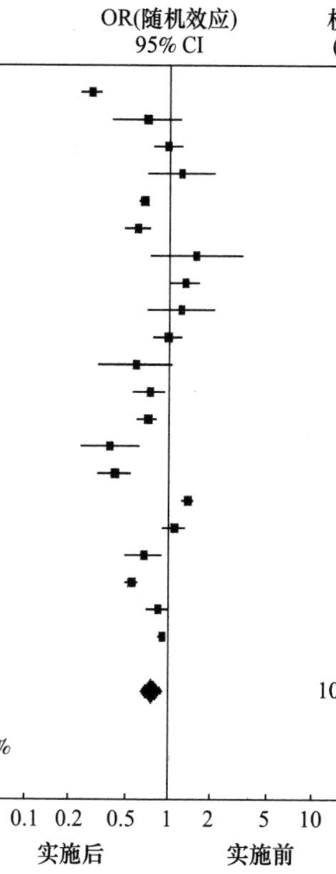

0.1 0.2 0.5 1 2 5 10
实施后   实施前

图6-15 抗生素使用情况的 Meta 分析森林图（D-L 的随机效应模型）

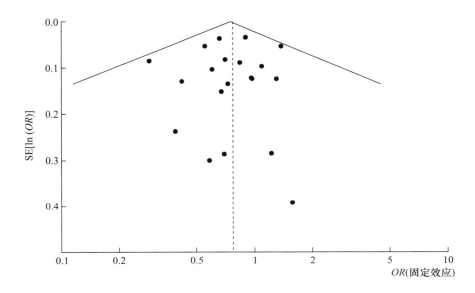

图 6 – 16　实施基本药物制度对抗生素使用影响的 Meta 分析漏斗图

垂直线的左侧，表明基本药物制度实施前后，抗生素使用的差异有统计学意义。倒漏斗图显示发表偏移较小，合并 OR < 1，表明基本药物制度的实施在一定程度上减少了抗生素的滥用，与处方研究结果一致。

（五）注射剂处方使用情况

基本药物制度实施前，乡镇卫生院门诊注射剂处方使用率为 39.55%；基本药物制度实施后，乡镇卫生院门诊注射剂处方使用率变为 36.90%，经检验，实施前后该指标的差异无统计学意义，如表 6 – 7 所示。

为进一步探究基本药物制度的实施对注射剂使用的影响，本书选取相关文献进行 Meta 分析，根据文献的纳入排除标准筛选后，共

研究组或亚组	实施后 n/N	实施前 n/N	OR(固定效应) 95%CI	权重 (%)	OR(固定效应) 95% CI
李华2010	392/1200	752/1200		6.39	0.29 [0.24, 0.34]
郑文贵2010	50/100	59/100		0.37	0.69 [0.40, 1.22]
陈麒骏2011	270/540	274/540		1.73	0.97 [0.76, 1.23]
单楠2011	52/100	47/100		0.28	1.22 [0.70, 2.13]
冯立新2011	5271/7528	6805/8738		23.84	0.66 [0.62, 0.71]
孔生海2011	435/800	532/800		3.06	0.60 [0.49, 0.73]
李伦2011	19/100	13/100		0.13	1.57 [0.73, 3.38]
李新泰2011	283/603	190/469		1.43	1.30 [1.02, 1.66]
李玉珍2011	57/100	52/100		0.28	1.22 [0.70, 2.14]
汪胜2011	312/540	315/540		1.68	0.98 [0.77, 1.24]
余其卢2011	59/100	71/100		0.37	0.59 [0.33, 1.06]
张淑敏2011	246/549	194/369		1.62	0.73 [0.56, 0.95]
张智峰2011	550/1200	653/1200		4.46	0.71 [0.60, 0.83]
甄燕飞2011	27/157	127/366		0.80	0.39 [0.25, 0.62]
周卫华2011	364/600	471/600		2.34	0.42 [0.33, 0.54]
祝小英2011	1946/3004	1752/3065		7.71	1.38 [1.24, 1.53]
李成2012	797/1100	705/998		2.57	1.09 [0.90, 1.32]
李凯2012	197/422	169/299		1.33	0.67 [0.50, 0.91]
史英2012	1443/3000	1875/3000		12.28	0.56 [0.50, 0.62]
宋燕2012	463/982	538/1046		3.48	0.84 [0.71, 1.00]
邹榕2012	3682/7200	3865/7200		23.84	0.90 [0.85, 0.96]
合计(95% CI)	29925	30930		100.00	0.77 [0.75, 0.80]

合计: 16915 (实施后), 19459 (实施前)
异质性检验: $\chi^2=416.23$, 自由度=20 (P<0.00001); $I^2=95.2\%$
总体效应检验: Z=15.18(P=0.00001)

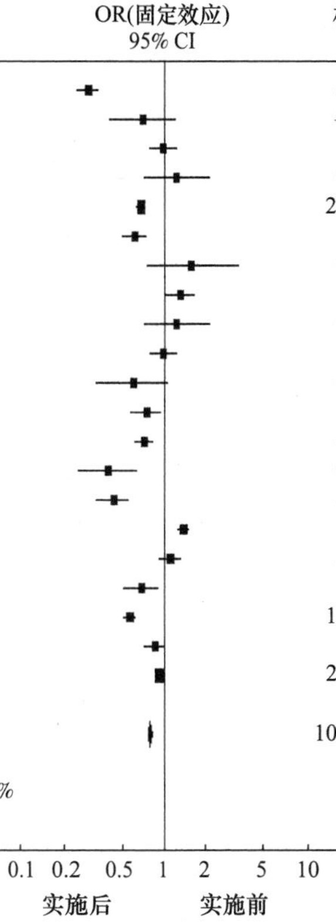

图 6-17 抗生素使用情况的 Meta 分析森林图 (M-H 的固定效应模型)

纳入符合要求的文献 17 篇①②③④⑤⑥⑦⑧⑨⑩⑪⑫⑬⑭⑮⑯⑰，全部为已发表的文献，文献质量较高。其中，中文文献 16 篇，英文文献 1 篇，全部集中于 2011—2013 年，包括省级数据 13 篇，市级数据 2 篇，覆盖全国东、中、西部地区 16 个省（自治区、直辖市），相关文献信

---

① 汪胜：《浙江省基本药物制度对社区卫生服务中心合理用药的影响》，《中国农村卫生事业管理》2011 年第 10 期。

② 宗文红：《上海市某区基本药物配备和使用情况调查分析》，《中国初级卫生保健》2013 年第 1 期。

③ 杨雅馨：《基本药物政策对甘肃省乡镇卫生院门诊用药合理性影响的研究》，《中国初级卫生保健》2013 年第 9 期。

④ 罗力：《上海市实施国家基本药物制度对社区卫生服务中心合理用药的影响》，《中国药房》2013 年第 4 期。

⑤ 罗飞：《国家基本药物制度对中西部基层医疗机构合理用药的影响》，《中国医院管理》2013 年第 6 期。

⑥ 李新泰：《山东省基本药物制度对乡镇卫生院合理用药的影响》，《中国卫生经济》2011 年第 4 期。

⑦ 余其卢：《中山地区基层医疗机构实施国家基本药物制度的成效与分析》，《中国药业》2011 年第 12 期。

⑧ 刘宪军：《北京市社区医疗卫生机构实施集中处方点评效果分析》，《中国医院用药评价与分析》2012 年第 4 期。

⑨ 曹振华：《基本药物制度实施前后处方变化情况分析》，《济宁医学院学报》2012 年第 6 期。

⑩ Xiaoxi Xiang, et al., "Effects of China's National Essential Medicines Policy on the Use of Injection in Primary Health Facilities", *J Huazhong Univ Sci Technolog Med Sci*, Vol. 32, No. 4, 2012, pp. 626 – 629.

⑪ 阮贞：《浙江、山东基层医疗卫生机构基本药物制度实施效果评价》，《卫生经济研究》2012 年第 7 期。

⑫ 李天平：《基本药物制度实施前后基层医疗机构合理用药情况对比》，《中国药业》2012 年第 14 期。

⑬ 赵文聪：《基本药物制度对江西五所基层医疗卫生机构合理用药的影响》，《中国卫生经济》2012 年第 12 期。

⑭ 陈瑶：《安徽省基层医疗卫生机构基本药物制度实施效果》，《中国卫生政策研究》2013 年第 4 期。

⑮ 杨春艳：《我国基本药物制度对湖北省基层医疗卫生机构合理用药的影响》，《医学与社会》2013 年第 1 期。

⑯ 王怡等：《广东省基层医疗卫生机构基本药物配备使用情况调研》，《中国药房》2013 年第 8 期。

⑰ 王芳等：《重庆市基层医疗卫生机构基本药物制度实施效果》，《中国卫生政策研究》2013 年第 4 期。

息如表 6 – 9 所示（n 表示使用注射剂的处方数，N 表示处方总数）。

表 6 – 9　　　　　本次 Meta 分析纳入文献的基本情况

编号	第一作者	发表年份	实施前		实施后		行政区划	机构类型	文献质量
			n_1	N_1	n_2	N_2			
1	余其卢	2011	945	1500	825	1500	中山市	社区中心	B
2	李新泰	2011	129	469	188	603	山东省	乡镇卫生院	A
3	汪胜	2011	410	900	377	900	浙江省	乡镇卫生院	A
4	刘宪军	2012	170	1981	170	2368	北京	社区中心和站	A
5	曹振华	2012	227	800	203	800	济宁市	乡镇卫生院	A
6	Xiaoxi Xiang	2012	4669	12000	4418	12000	东部	基层医疗机构	A
7	阮贞	2012	3241	7519	3065	7509	浙江省山东省	基层医疗机构	A
8	李天平	2012	236	900	164	900	四川省	基层医疗机构	A
9	赵文聪	2012	210	500	218	500	江西省	基层医疗机构	A
10	宗文红	2013	557	4360	328	4280	上海市	社区中心和站	A
11	陈瑶	2013	770	900	850	900	安徽省	基层医疗机构	A
12	杨春燕	2013	1253	2000	1165	2000	湖北省	基层医疗机构	A
13	杨雅馨	2013	464	1000	330	1008	甘肃省	乡镇卫生院	A
14	王怡	2013	999	1620	821	1620	广东省	基层医疗机构	A
15	王芳	2013	197	900	197	900	重庆市	基层医疗机构	A
16	罗力	2013	335	1800	226	1800	上海市	基层医疗机构	A
17	罗飞	2013	429	1336	376	1295	中西部	基层医疗机构	A

经异质性检验显示，$\chi^2 = 143.66$，$I^2 = 89\%$，$P < 0.00001$，故不能认为各研究间具有同质性，应采用随机效用模型，具体结果如图 6 – 18 所示。以基本药物制度实施前基层医疗机构的注射剂处方使用情况为对照，基本药物制度实施后与之比较，差异有统计学意义（$Z = 4.41$，$P < 0.0001$）。合并效应值 RR = 0.88，95% CI 为（0.83，0.93），森林图中菱形完全位于垂线的左侧，表明基本药物制度实施后注射剂处方的使用情况减少。

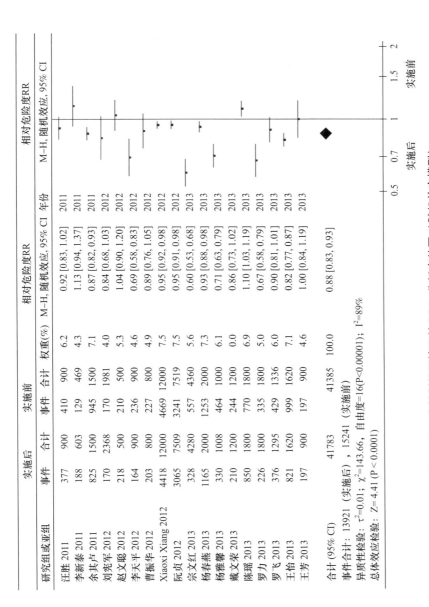

图 6-18　注射剂使用情况的 Meta 分析森林图（随机效应模型）

研究组或亚组	实施后 事件	实施后 合计	实施前 事件	实施前 合计	权重(%)	相对危险度RR M-H, 随机效应, 95% CI	年份
汪胜 2011	377	900	410	900	6.2	0.92 [0.83, 1.02]	2011
李新泰 2011	188	603	129	469	4.3	1.13 [0.94, 1.37]	2011
余其卢 2011	825	1500	945	1500	7.1	0.87 [0.82, 0.93]	2011
刘凭军 2012	170	2368	170	1981	4.0	0.84 [0.68, 1.03]	2012
赵文聪 2012	218	500	210	500	5.3	1.04 [0.90, 1.20]	2012
李天平 2012	164	900	236	900	4.6	0.69 [0.58, 0.83]	2012
曹振华 2012	203	800	227	800	4.9	0.89 [0.76, 1.05]	2012
Xiaoxi Xiang 2012	4418	12000	4669	12000	7.5	0.95 [0.92, 0.98]	2012
阮贞 2012	3065	7509	3241	7519	7.5	0.95 [0.91, 0.98]	2012
宗文红 2013	328	4280	557	4360	5.6	0.60 [0.53, 0.68]	2013
杨春燕 2013	1165	2000	1253	2000	7.3	0.93 [0.88, 0.98]	2013
杨雅馨 2013	330	1008	464	1000	6.1	0.71 [0.63, 0.79]	2013
戴文荣 2013	210	1200	244	1200	0.0	0.86 [0.73, 1.02]	2013
陈瑶 2013	850	1800	770	1800	6.9	1.10 [1.03, 1.19]	2013
罗力 2013	226	1800	335	1800	5.0	0.67 [0.58, 0.79]	2013
罗飞 2013	376	1295	429	1336	6.0	0.90 [0.81, 1.01]	2013
王怡 2013	821	1620	999	1620	7.1	0.82 [0.77, 0.87]	2013
王芳 2013	197	900	197	900	4.6	1.00 [0.84, 1.19]	2013
合计 (95% CI)		41783		41385	100.0	0.88 [0.83, 0.93]	

事件合计: 13921 (实施后), 15241 (实施前)
异质性检验: τ²=0.01; χ²=143.66, 自由度=16(P<0.00001); I²=89%
总体效应检验: Z=4.41 (P<0.0001)

　　用倒漏斗图（以效应尺度 RR 为横坐标，以 RR 对数值的标准误为纵坐标）来分析研究纳入文献的发表偏移情况。本书纳入文献的偏移水平如图 6 - 19 所示，17 篇文献所绘制的倒漏斗图比较对称，所以可以认为本书纳入文献的发表偏移较小。

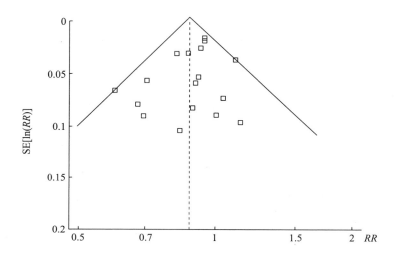

图 6 - 19　实施基本药物制度对基层医疗机构注射剂使用影响的 Meta 分析漏斗图

　　在 Meta 分析中经常采用固定效应模型和随机效用模型两种不同的模型分别对数据进行处理，以根据两种模型分析结果的一致性情况来反映合并结果的可靠性程度。图 6 - 20 是采用固定效应模型进行 Meta 分析所绘制的森林图，由图中可知，固定效应模型计算的合并效应 RR 值为 0. 91，其 95% CI 为（0. 89，0. 93），与随机效用模型分析结果基本一致，可以认为本书的结果可靠性较好。

　　（六）激素类药物处方使用情况

　　基本药物制度实施前，乡镇卫生院门诊使用激素类药物处方使用率为 15. 96%；基本药物制度实施后，该值降为 13. 23%，经检验，差异有统计学意义，如表 6 - 7 所示。

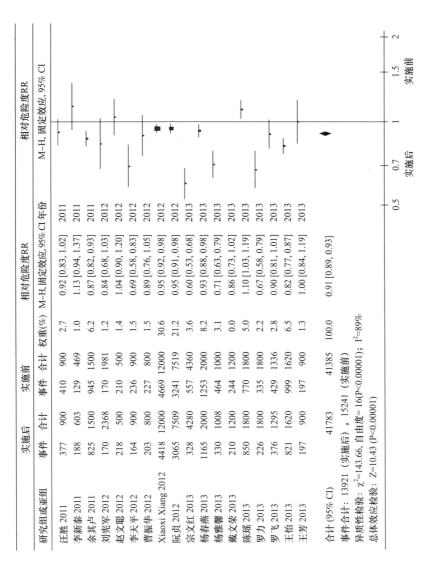

图 6 − 20　注射剂使用情况 Meta 分析的森林图（固定效应模型）

研究组或亚组	实施后		实施前		权重(%)	相对危险度RR M-H,固定效应,95% CI	年份
	事件	合计	事件	合计			
汪胜 2011	377	900	410	900	2.7	0.92 [0.83, 1.02]	2011
李新泰 2011	188	603	129	469	1.0	1.13 [0.94, 1.37]	2011
余其卢 2011	825	1500	945	1500	6.2	0.87 [0.82, 0.93]	2011
刘凭军 2012	170	2368	170	1981	1.2	0.84 [0.68, 1.03]	2012
赵文聪 2012	218	500	210	500	1.4	1.04 [0.90, 1.20]	2012
李天平 2012	164	900	236	900	1.5	0.69 [0.58, 0.83]	2012
曹振华 2012	203	800	227	800	1.5	0.89 [0.76, 1.05]	2012
Xiaoxi Xiang 2012	4418	12000	4669	12000	30.6	0.95 [0.92, 0.98]	2012
阮贞 2012	3065	7509	3241	7519	21.2	0.95 [0.91, 0.98]	2012
宗文红 2013	328	4280	557	4360	3.6	0.60 [0.53, 0.68]	2013
杨春燕 2013	1165	2000	1253	2000	8.2	0.93 [0.88, 0.98]	2013
杨雅馨 2013	330	1008	464	1000	3.1	0.71 [0.63, 0.79]	2013
戴文荣 2013	210	1200	244	1200	0.0	0.86 [0.73, 1.02]	2013
陈瑶 2013	850	1800	770	1800	5.0	1.10 [1.03, 1.19]	2013
罗力 2013	226	1800	335	1800	2.2	0.67 [0.58, 0.79]	2013
罗飞 2013	376	1295	429	1336	2.8	0.90 [0.81, 1.01]	2013
王怡 2013	821	1620	999	1620	6.5	0.82 [0.77, 0.87]	2013
王芳 2013	197	900	197	900	1.3	1.00 [0.84, 1.19]	2013
合计 (95% CI)		41783		41385	100.0	0.91 [0.89, 0.93]	

事件合计：13921（实施后），15241（实施前）
异质性检验：χ^2=143.66, 自由度=16(P<0.00001); I^2=89%
总体效应检验：Z=10.43 (P<0.00001)

（七）中成药处方使用情况

基本药物制度实施前，乡镇卫生院门诊中成药处方使用率为40.16%；基本药物制度实施后，该比例变为40.44%。经检验，差异无统计学意义，如表6-7所示。

（八）处方书写清晰度情况

基本药物制度实施前，乡镇卫生院门诊处方书写清晰度为71.68%；基本药物制度实施后，门诊处方书写清晰度上升为83.72%，经检验，差异有统计学意义，如表6-7所示。

（九）处方书写完整情况

基本药物制度实施前，乡镇卫生院门诊处方书写完整度为64.24%，中位数为57.14%；基本药物制度实施后乡镇卫生院门诊处方书写完整度上升为81.71%，中位数上升为85.71%，经Wilcoxon符号秩和检验，差异有统计学意义，如表6-7所示。

表6-10反映的是基本药物制度实施前后，乡镇卫生院门诊处方书写缺失情况。由表可知基本药物制度实施后，诊断缺失率、发药人签名缺失率、核对人签名缺失率、结束标记缺失率出现明显下降，分别从基本药物制度实施前的60.45%、48.74%、57.93%、46.75%下降到基本药物制度实施后的22.09%、23.92%、33.80%、21.59%。机构名称缺失率、开始标记缺失率、处方金额缺失率略有下降，分别从基本药物制度实施前的3.90%、5.29%和27.67%下降到基本药物制度实施后的2.12%、0.63%和24.56%。

表6-10 基本药物制度实施前后乡镇卫生院处方书写缺失情况　单位:%

实施前后	机构名称缺失率	诊断缺失率	处方金额缺失率	发药人签名缺失率	核对人签名缺失率	开始标记缺失率	结束标记缺失率
实施前	3.90	60.45	27.67	48.74	57.93	5.29	46.75
实施后	2.12	22.09	24.56	23.92	33.80	0.63	21.59
χ^2 值	7.15**	392.18**	3.20	171.99**	149.81**	52.00**	185.07**

注：*表示 P<0.05，**表示 P<0.01。

（十）基本药物制度实施后卫生院处方合理用药综合指数变化情况

根据综合指数法计算，基本药物实施后，处方合理用药各评价指标指数如图 6 - 21 所示。基本药物制度实施后，各评价指标指数与实施前相比均有一定程度的提升，其中提升幅度最大的为激素类药物处方使用指数，从基本药物制度实施前的 0.63 提高到基本药物制度实施后的 0.91（Δ = 0.28）。药品通用名使用指数和单张处方药品使用指数的提升相对较小，分别从基本药物制度实施前的 0.80 和 0.61 提高到基本药物制度实施后的 0.83 和 0.66。

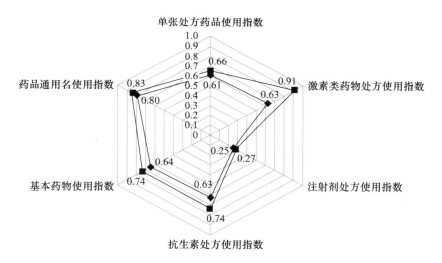

图 6 - 21　基本药物制度实施前后处方合理用药综合指数雷达图

基本药物制度实施后，处方用药各评价指标中，注射剂处方使用指数最小，仅为 0.27，激素类药物处方使用指数最大，达到了 0.91。基本药物制度实施前，乡镇卫生院门诊处方合理用药综合指数为 0.59，基本药物制度实施后，综合指数上升到 0.69，表明基本药物制度实施后，处方用药更趋于合理。

四　医生与患者视角下卫生院处方用药的变化

基本药物制度实施后，乡镇卫生院医生视角下，处方用药情况如表 6 – 11 所示。44.00% 的乡镇卫生院医生认为基本药物制度实施后单张处方用药品种数下降，61.10% 的乡镇卫生院医生认为基本药物制度实施后单张处方中抗生素数下降，46.90% 的乡镇卫生院医生认为基本药物制度实施后单张处方中注射剂数下降。而认为上述三项指标升高的医生分别占 9.20%、4.70% 和 7.60%；认为各项指标未发生变化的分别为 46.80%、34.3% 和 44.50%。另外对静脉注射人数的认知情况分析发现，33.30% 的医生认为基本药物制度实施后静脉注射人数增加，应引起相关部门的重视。

表 6 – 11   **医生对于处方用药情况的认知**   单位:%

指标	明显降低	略有降低	基本不变	略有提高	明显提高
单张处方用药品种数变化	15.40	28.60	46.80	6.70	2.50
单张处方抗生素数变化	26.80	34.30	34.20	3.40	1.30
单张处方注射剂数变化	18.40	28.50	44.50	6.30	1.30
静脉注射人数变化	8.10	16.60	42.00	27.90	5.40

患者对于基本药物制度实施后乡镇卫生院医生用药行为的评价如表 6 – 12 所示。在处方用药品种数的变化情况方面，49.13% 的患者认为没有变化，24.04% 的患者认为略有增加。在抗生素使用情况方面，50.56% 的患者认为没有变化，28.84% 的患者认为略有增加。在输液情况方面，58.12% 的患者认为没有变化，18.44% 的患者认为略有减少。表明基本药物制度实施后，大部分患者对于医生处方用药行为变化的感知并不明显，甚至部分患者感到处方用药品种数和抗生素使用数量有所增加。

表 6 – 12   **患者对于处方用药情况的认知**   单位:%

指标	明显减少	略有减少	没有变化	略有增加	明显增加
处方用药品种数变化	6.27	18.47	49.13	24.04	2.09
抗生素使用数量变化	1.87	11.61	50.56	28.84	7.12
输液次数变化	7.19	18.44	58.12	13.44	2.81

第三节 不同县（市、区）处方
药物使用比较

一 不同经济水平县（市、区）卫生院门诊单张处方用药品种数情况

基本药物制度实施后，不同经济水平县（市、区）门诊单张处方用药品种数如表6–13所示。门诊单张处方用药品种数中位数最高的是经济水平中等的县区，为3种，其均值为3.67±2.55，其他县（市、区）中位数为2种，均值分别为2.89±1.87和2.98±2.28。经检验，单张处方用药品种数县（市、区）间的差异有统计学意义。在用药超过5种的处方占比方面，经济水平中等的县（市、区）最高为28.01%，经济水平较高的县（市、区）最低为16.80%，经检验，县（市、区）间的差异有统计学意义（$\chi^2 = 33.01$，$P < 0.001$）。

表6–13　　不同经济水平县（市、区）卫生院门诊单张
处方用药品种数情况

项目	县区（经济水平）		
	较高	中等	较低
均值±标准差	2.89±1.87	3.67±2.55	2.98±2.28
中位数	2.00	3.00	2.00
最大值	14.00	22.00	20.00
最小值	1.00	1.00	1.00
正态性检验 K–S 值	6.00**	4.97**	7.38**
Z 值	48.07**		
用药超过5种的处方占比（%）	16.80	28.01	19.23

注：＊表示 P < 0.05，＊＊表示 P < 0.01。

二 不同经济水平县（市、区）卫生院门诊处方药品通用名使用情况

基本药物制度实施后，各县（市、区）卫生院门诊处方药品通用名使用情况如表6-14所示。经济水平中等与较差地区的药品通用名使用率最高，分别为93.64%和92.10%，经济发展水平较优地区的药品通用名使用率仅为89.64%，经检验，县（市、区）间的差异具有统计学意义。

表6-14 基本药物制度实施后各县（市、区）卫生院门诊处方药品通用名使用情况

项目	县（市、区）（经济水平）		
	较高	中等	较低
药品通用名使用率（%）	89.64	93.64	92.10
χ^2 值	8.70 **		

注：＊表示 P<0.05，＊＊表示 P<0.01。

三 不同经济水平县（市、区）卫生院门诊单张处方费用情况

基本药物制度实施后，不同经济水平县（市、区）乡镇卫生院门诊单张处方费用情况如表6-15所示。中位数最高的是经济水平较高的县（市、区），为27.7元，其均值为42.87±44.97元；最低的是经济水平中等的县区，为21.25元，其均值为33.64±33.83元。对数据进行对数变换后，经F检验，单方处方费用的县（市、区）差异有统计学意义。100元以上处方所占比例方面，县（市、区）间差别不大，经济水平较高、中等、较低的县（市、区）分别为7.5%、5.5%和8.0%，经检验，县（市、区）差异无统计学意义（χ^2=1.40，P=0.496）。

表 6 – 15　　　　不同经济水平县（市、区）卫生院门诊单张
处方费用情况

项目	县（市、区）（经济水平）		
	较高	中等	较低
均值 ± 标准差	42.87 ± 44.97	33.64 ± 33.83	35.30 ± 34.89
中位数	27.70	21.25	25.00
最大值	291.00	184.00	197.00
最小值	0.60	0.30	0.40
正态性检验 K – S 值	2.67 **	3.45 **	1.91 **
F 值	6.395 **		
100 元以上处方所占比例（%）	7.5	5.5	7.6

注：* 表示 P < 0.05，** 表示 P < 0.01。

四　不同经济水平县（市、区）卫生院门诊收入情况

在每个机构门诊总收入方面，经济水平中等的县（市、区）最高，达到 169.24 万元左右，远远高于经济水平较差的县（市、区）的 70.87 万元，经济水平较高地区居中，为 120.95 万元。不同经济水平县（市、区）中，机构门诊药品收入最高的为经济水平中等的县（市、区），平均为 109.92 万元，最低的是经济水平较低的县（市、区），为 39.11 万元。经济水平较好地区也相对较低，为 45.68 万元。机构门诊药占比最高的为经济水平中等县（市、区），达到 62%，最低的是经济水平较高的县（市、区），为 39%，经济水平较低地区居中，为 56%。如表 6 – 16 所示。

表 6 – 16　不同经济水平县（市、区）乡镇卫生院门诊收入情况

项目	较高	中等	较低
门诊总收入（万元）	120.95 ± 64.41	169.24 ± 182.68	70.87 ± 40.29
门诊药品收入（万元）	45.68 ± 32.81	109.92 ± 104.65	39.11 ± 27.54
门诊药占比（%）	0.39 ± 0.23	0.62 ± 0.24	0.56 ± 0.16

五 不同经济水平县（市、区）卫生院门诊处方基本药物使用情况

基本药物制度实施后，不同经济水平县（市、区）乡镇卫生院门诊处方使用基本药物的情况如表 6 – 17 所示。经济水平中等县（市、区）卫生院门诊处方基本药物使用率最高，达到 87.01%，经济水平较好的县（市、区）最低，为 78.83%，经济水平较低地区居中，为 83.58%。经检验，县（市、区）间的差异有统计学意义。

表 6 – 17　　　不同经济水平县（市、区）卫生院门诊处方基本药物使用情况

项目	县（市、区）（经济水平）		
	较高	中等	较低
基本药物使用率（%）	78.83	87.01	83.58
χ^2 值	19.33 **		

注：＊表示 P＜0.05，＊＊表示 P＜0.01。

六 不同经济水平县（市、区）卫生院门诊使用抗生素处方的情况

基本药物制度实施后，不同经济水平县（市、区）乡镇卫生院门诊使用抗生素处方的情况如表 6 – 18 所示。经济水平中等县（市、区）卫生院门诊抗生素处方使用率最高，达到 48.17%，经济水平较高的县（市、区）最低，为 41.43%，经济水平较低地区居中，为 42.93%。经检验，县（市、区）间的差异有统计学意义。

表 6 – 18　　　不同经济水平县（市、区）卫生院门诊使用抗生素处方的情况

项目	县（市、区）（经济水平）		
	较高	中等	较低
抗生素处方使用率（%）	41.43	48.17	42.93
χ^2 值	8.00 *		

注：＊表示 P＜0.05，＊＊表示 P＜0.01。

基本药物制度实施后，不同经济水平县（市、区）乡镇卫生院门诊二联及以上抗生素处方的使用情况如表 6 - 19 所示。经济水平较低的县（市、区）卫生院门诊二联及以上抗生素处方使用率最高，达到 34.20%，经济水平较高的县（市、区）最低，为 8.05%，经济水平中等的地区居中，为 18.54%。经检验，县（市、区）间的差异有统计学意义。

表 6 - 19　　　不同经济水平县（市、区）卫生院门诊使用
二联及以上抗生素处方的情况

项目	县（市、区）（经济水平）		
	较高	中等	较低
二联及以上抗生素处方使用率(%)	8.05	18.54	34.20
χ^2 值	39.34 **		

注：＊表示 P < 0.05，＊＊表示 P < 0.01。

七　不同经济水平县（市、区）卫生院门诊注射剂处方使用情况

基本药物制度实施后，不同经济水平县（市、区）乡镇卫生院门诊使用注射剂处方的情况如表 6 - 20 所示。经济水平中等县（市、区）卫生院门诊注射剂处方使用率最高，为 48.85%，其他县（市、区）相对较低，经济水平较高以及中等的县（市、区）分别为 31.76% 和 35.65%。经检验，县（市、区）间的差异有统计学意义。

表 6 - 20　　　不同经济水平县（市、区）卫生院门诊
使用注射剂处方的情况

项目	县（市、区）（经济水平）		
	较高	中等	较低
注射剂处方使用率（%）	31.76	48.85	35.65
χ^2 值	53.44 **		

注：＊表示 P < 0.05，＊＊表示 P < 0.01。

八 不同经济水平县（市、区）卫生院门诊激素类药物处方使用情况

基本药物制度实施后，不同经济水平县（市、区）乡镇卫生院门诊激素类药物处方的使用情况如表 6－21 所示。经济水平中等县（市、区）卫生院门诊激素类药物处方使用率最高，为 21.92%，经济水平较高的县（市、区）最低，为 7.94%，经济水平较低地区居中，为 11.33%。经检验，县（市、区）间的差异有统计学意义。

表 6－21　　　不同经济水平县（市、区）卫生院门诊使用
激素类药物处方的情况

项目	县（市、区）（经济水平）		
	较高	中等	较低
激素类药物处方使用率（%）	7.94	21.92	11.33
χ^2 值	72.84**		

注：* 表示 P＜0.05，** 表示 P＜0.01。

九 不同经济水平县（市、区）卫生院门诊中成药处方使用情况

基本药物制度实施后，不同经济水平县（市、区）乡镇卫生院门诊使用中成药处方的情况如表 6－22 所示。经济水平较高的县（市、区）卫生院门诊中成药处方使用率最高，达到 41.66%，其次为经济水平中等与较低的县（市、区），分别为 39.65% 和 39.60%。经检验，县（市、区）间的差异无统计学意义。

表 6－22　　　不同经济水平县（市、区）卫生院门诊使用
中成药处方的情况

项目	县（市、区）（经济水平）		
	较高	中等	较低
中成药处方使用率（%）	41.66	39.65	39.60
χ^2 值	0.99		

十 不同经济水平县（市、区）卫生院门诊处方书写情况

基本药物制度实施后，不同经济水平县（市、区）乡镇卫生院门诊处方书写清晰情况如表6－23所示。经济水平中等县（市、区）卫生院的门诊处方书写清晰度最优，为86.43%，经济水平较高与较低的县（市、区）的门诊处方书写清晰度分别为72.83%与77.03%。经检验，县（市、区）间的差异有统计学意义。

表6－23 不同经济水平县（市、区）卫生院门诊
处方书写清晰情况

项目	县（市、区）（经济水平）		
	较高	中等	较低
门诊处方书写清晰度（%）	72.83	86.43	77.03
χ^2 值	47.41**		

注：＊表示 P＜0.05，＊＊表示 P＜0.01。

基本药物制度背景下，不同经济水平县（市、区）乡镇卫生院门诊处方书写完整情况如表6－24所示。经济水平较高的县（市、区）乡镇卫生院门诊处方书写完整度中位数相对较高，为100%，其门诊处方书写完整度的均值为89.66±15.84。经济水平中等地区和较低地区乡镇卫生院门诊处方书写完整度中位数相对较低，均为85.71%，平均值分别为76.41±17.45和86.01±10.89。经非参数检验，差异有统计学意义。

表6－24 不同经济水平县（市、区）乡镇卫生院门诊
处方书写完整度 单位:%

项目	县（市、区）（经济水平）		
	较高	中等	较低
均值±标准差	89.66±15.84	76.41±17.45	86.01±10.89
中位数	100	85.71	85.71

续表

项目	县（市、区）（经济水平）		
	较高	中等	较低
最大值	100	100	100
最小值	14.00	29.00	57.00
正态性检验 K – S 值	6.92 **	5.81 **	4.49 **
统计量值	203.20 **		

注：* 表示 P < 0.05，** 表示 P < 0.01。

十一　不同经济水平县（市、区）卫生院平均用药咨询与平均药物调配时间情况

基本药物制度实施背景下，不同经济水平县（市、区）卫生院的平均用药咨询时间情况如表 6 – 25 所示。经济水平较低的县（市、区）乡镇卫生院的平均用药咨询时间中位数略高，为 15.50 分钟，均值为（18.00 ± 11.04）分钟。经济水平中等和较高的县（市、区）乡镇卫生院平均用药咨询时间中位数略低，均为 15.00 分钟，均值分别为（14.99 ± 7.10）分钟和（14.34 ± 7.94）分钟。经非参数检验，差异有统计学意义，经济水平较低的县（市、区）卫生院平均用药咨询时间更长。

表 6 – 25　　　　　不同经济水平县（市、区）卫生院平均
用药咨询时间情况　　　　　单位：分钟

项目	县（市、区）（经济水平）		
	较高	中等	较低
均值 ± 标准差	14.34 ± 7.94	14.99 ± 7.10	18.00 ± 11.04
中位数	15.00	15.00	15.50
最大值	40.00	40.00	60.00
最小值	1.00	3.00	5.00
正态性检验 K – S 值	2.36 **	3.05 **	1.57 *
统计量值	6.434 *		

注：* 表示 P < 0.05，** 表示 P < 0.01。

不同经济水平县（市、区）卫生院平均药物调配时间如表6 – 26 所示，不同经济水平县（市、区）卫生院平均药物调配时间中位数均在 5 分钟左右，相差不大。在平均药物调配时间均值方面，经济水平较低的县（市、区）乡镇卫生院平均药物调配时间均值略低，为（4.65 ± 5.25）分钟。经济水平较高和中等的县（市、区）乡镇卫生院平均药物调配时间均值略高，分别为（5.90 ± 6.30）分钟和（5.53 ± 4.16）分钟。经检验，差异无统计学意义。

表 6 – 26　　　　不同经济水平县（市、区）乡镇卫生院
平均药物调配时间　　　　　单位：分钟

项目	县（市、区）（经济水平）		
	较高	中等	较低
均值 ± 标准差	5.90 ± 6.30	5.53 ± 4.16	4.65 ± 5.25
中位数	5.00	5.00	5.00
最大值	30.00	30.00	30.00
最小值	0.50	1.00	1.00
正态性检验 K – S 值	3.96 **	4.29 **	2.58 **
统计量值	3.35		

注：* 表示 P < 0.05，** 表示 P < 0.01。

第四节　处方药物使用情况评价及影响因素分析

一　评价指标的筛选以及指标权重的确定

基层医疗机构处方作为医疗信息的重要载体，记载了基层医疗机构用药信息，其质量反映了药物的合理使用情况。1993 年 WHO 和 INRUD（合理用药国际网络组织）合作，给出了测量合理用药的

三类指标，分别是处方结构指标、机构指标和病人关怀指标①，自此以后合理用药评价指标体系不断发展完善。但是，一方面，WHO制定的指标体系并不能完全适用于基层医疗机构；另一方面，各类组织给出的合理用药评价指标体系中，均没有给出各个指标的权重系数，因此，难以对基层医疗机构的药物合理使用情况进行准确的评价。本书借鉴 WHO 的合理用药评价指标体系以及卫生部发布的相关处方规定，采用德尔菲法进行专家咨询，建立了基本药物制度背景下，适用于山东省基层医疗机构门诊合理用药评价的指标体系，并确定了各指标所占权重。

（一）咨询专家的基本情况

两轮咨询专家的基本情况如表 6 – 27 所示。两轮咨询分别调查25 人与 22 人，其中副高及以上职称均占到 50.0% 以上，从事相关工作 10 年以上的分别占 84.0% 和 95.4%。

表 6 – 27　　　　　　　　　咨询专家基本情况

项目	分类	第一轮		第二轮	
		人数	构成比（%）	人数	构成比（%）
性别	男	17	68.00	14	63.60
	女	8	32.00	8	36.40
职称	高级职称	3	12.00	2	9.10
	副高职称	10	40.00	12	54.50
	中级职称	12	48.00	8	36.40
工作领域	临床工作	19	76.00	16	72.70
	管理工作	6	24.00	6	27.30
工作年限	10 年以下	4	16.00	1	4.50
	10—20 年	13	52.00	14	63.60
	20 年以上	8	32.00	7	31.80

① WHO, *How to Investigate Drug Use in Health Facilities, Selected Drug Use Indicators*, Geneva：WHO/DAP/93.1.

（二）咨询的可靠性程度

咨询专家的可靠程度常用专家积极系数和专家权威程度两个指标衡量。专家积极系数一般用问卷回收率来表示。本书两次咨询的问卷回收率分别达到86.21%和88.00%，均相对较高，表明专家积极性较好。

专家的权威程度一般由专家打分的判断依据（A_i）以及专家对问题的熟悉程度（A_s）两个因素决定，专家权威系数 $A_a = （A_i + A_s）/2$。本书对熟悉程度采取10分制自我评分法，分数越高表示对该指标所属领域越熟悉，以其得分所占满分的比例为量化值，对判断依据的量化赋值如表6-28所示[1]。两轮咨询专家的权威程度分别为0.71和0.73，均大于0.7，表明专家权威程度较高。通过专家积极系数以及专家权威系数可知，本次咨询的可靠性较高，结果较为可信。本书两轮咨询的可靠程度如表6-29所示。

表6-28　　　　　　判断依据量化值

判断依据	量化值 A_i
理论分析	0.80
工作经验	0.60
参考国内同行	0.40
直观	0.20

表6-29　　　　　　咨询的可靠程度

咨询	专家积极系数（%）	专家权威系数 A_a
第一轮	86.21	0.71
第二轮	88.00	0.73

---

① 周余：《基层医疗卫生机构实施国家基本药物制度监测评价指标体系研究》，硕士学位论文，华中科技大学，2011年。

（三）专家协调程度

专家对全部指标评价意见的协调程度常通过专家协调系数反映，协调系数越大表示协调程度越高①，其计算公式如下：

$$W = \frac{12 \sum_{j=1}^{k} R_j^2 - 3b^2 k(k+1)^2}{b^2 k(k^2 - 1)}$$

其中，b 是专家个数，k 是指标个数，R_j 是分配给第 j 个指标秩次的合计。本书两轮咨询专家协调系数分别为 0.39 和 0.51，如表 6-30 所示，表明专家意见总体上比较一致。

表 6-30　　　　　　　　两轮咨询的专家协调系数

咨询	专家协调系数	χ^2 值
第一轮	0.39	101.67 **
第二轮	0.51	121.32 **

注：* 表示 P < 0.05，** 表示 P < 0.01。

（四）专家咨询结果

本书两轮专家咨询结果如表 6-31 所示。由第一轮咨询结果可知，除"平均药物调配时间"这一指标外，所有指标得分均在 6 分以上，仅有 1 个指标的变异系数（CV）达到 0.3，另有 2 个指标的变异系数接近 0.3，说明专家总体上对指标的重要性是认可的，但是在某些指标上部分专家意见存在分歧②。第二轮咨询后，根据专家意见删除了"平均药物调配时间"这一指标，各指标得分的标准差和变异系数均有不同程度下降，变异系数均在 0.2 以下。专家协调系数也有所提高，表明专家对各个指标的意见趋于一致，并且没

---

① 张鲁豫：《应用德尔菲法建立新农合定点医疗机构评价指标体系》，《中国卫生事业管理》2012 年第 7 期。

② 苏亚：《首都医学发展科研基金立项评估指标体系的研究》，《中国医院》2012 年第 10 期。

有指标被排除或增加。根据各指标最终得分的均值，可计算得到各个指标加权后的权重分配。

表 6 – 31　　　　　　　　两轮专家咨询的结果

指标	第一轮			第二轮			加权后
	均值	标准差	CV	均值	标准差	CV	权重分配
处方书写清晰度（%）	8.64	1.60	0.19	8.09	0.53	0.07	5.67
处方填写完整度（%）	8.84	1.28	0.14	8.18	0.73	0.09	5.42
单张处方用药品种数（种）	8.44	1.19	0.14	8.64	0.85	0.10	6.27
注射剂处方使用率（%）	7.72	2.03	0.26	8.14	0.94	0.12	5.61
抗生素处方使用率（%）	7.24	2.20	0.30	8.09	0.87	0.11	5.35
单张处方平均费用（元）	7.24	1.94	0.27	7.73	0.83	0.11	5.19
平均用药咨询时间（分钟）	7.60	1.83	0.24	7.48	1.01	0.14	5.08
平均药物调配时间（分钟）	3.50	0.58	0.17	—	—	—	—

对各指标的权重分配进行归一化处理后可得到各指标的权重系数，如表 6 – 32 所示。共确定了 7 个指标用以评价基层医疗机构门诊处方用药情况，分别是处方书写清晰度、处方填写完整度、单张处方用药品种数、注射剂（不含计划免疫）处方使用率、抗生素处方使用率、单张处方平均费用、平均用药咨询时间。

表 6 – 32　　　　　基层医疗机构门诊处方用药评价指标体系

指标	权重系数	指标	权重系数
处方书写清晰度（%）	0.146929	注射剂（不含计划免疫）处方使用率（%）	0.145374
处方填写完整度（%）	0.140451	抗生素处方使用率（%）	0.138637
单张处方用药品种数（种）	0.162477	单张处方平均费用（元）	0.134491
—	—	平均用药咨询时间（分钟）	0.131640

二 基本药物制度背景下，卫生院门诊处方用药综合评价

本书根据由德尔菲法咨询形成的基层医疗机构门诊合理用药评价指标体系，运用秩和比的方法对山东省乡镇卫生院医务人员门诊处方用药的合理性进行综合评价。

秩和比（RSR）是1988年由我国统计学家田凤调教授提出的，常用来表示多个指标的平均综合水平，同时又是一个高度概括的综合指数，其计算公式为 $RSR_i = \sum W_j R_i/nk$（k 为指标个数，n 为样本含量）。[①] 首先根据各指标对评价对象进行排序编秩，用 R_i 表示，对于有国际参考值的评价指标，当评价对象的指标值 X_i 大于国际参考值 X_s 时，按 X_s/X_i 编秩，反之，则按 X_i/X_s 编秩，比值越大，秩次越小；对于没有国际参考值的指标，处方书写清晰度以及处方书写完整度为高优指标，按照从小到大的顺序编秩，单张处方的平均金额是低优指标，按照从大到小的顺序进行编秩。然后根据秩和比计算公式可以得到基本药物制度背景下，乡镇卫生院医务人员门诊用药情况的秩和比得分计算公式：

$$RSR_{用药} = 0.146929 \times R_1/nk + 0.140451 \times R_2/nk + 0.162477 \times R_3/nk + 0.145374 \times R_4/nk + 0.138637 \times R_5/nk + 0.134491 \times R_6/nk + 0.13164 \times R_7/nk。$$

以 $RSR_{用药}$ 为指标，以类平均法进行系统样本聚类，共聚得五类，如表6-33所示。大部分卫生院医务人员门诊处方用药合理性得分为"中"及以上，占总数的68.0%，表明基本药物制度实施后，大部分卫生院医务人员门诊处方用药合理性较好。在得分聚类中，比例最高的是得分"中"的，占医生总数的31.2%，其次为"较高"和"较低"的，分别达到22.4%和20.0%，得分为"低"的最少，为12.0%。根据帕累托图的原理，落在 A 区域的为主要因素，C 区域的为次要因素。卫生院医务人员门诊处方用药合理性得

---

① 于贞杰：《秩和比法在县级中医院投入产出综合评价中的应用》，《中国医院统计》2006年第2期。

分主要为落在 A 区域的"中""较高"和"较低",而这其中,得分为"中"和"较高"的占到 78.83%,如图 6 - 22 所示。因此,可以认为卫生院医务人员门诊处方用药合理性总体上较好,但仍有改进空间。

表 6 - 33 　　　　　　卫生院门诊处方用药合理性得分聚类情况

项目	类别				
	高	较高	中	较低	低
标准（RSR$_{用药}$）	>0.102	0.077—0.102	0.052—0.077	0.032—0.052	≤0.032
构成比（%）	14.4	22.4	31.2	20.0	12.0
累计百分率（%）	14.4	36.8	68.0	88.0	100.0

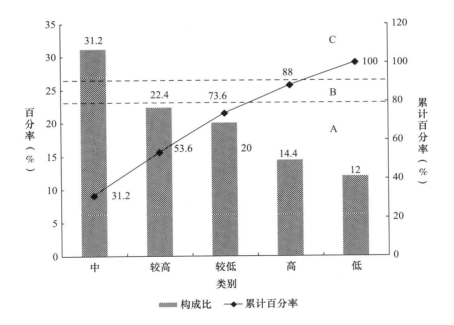

图 6 - 22　卫生院医务人员门诊处方用药合理性得分
综合评价结果的帕累托图

三 卫生院门诊处方用药合理性的影响因素及相互间的关系

将卫生院医务人员门诊处方用药合理性得分（RSR$_{用药}$）作为因变量，以可能影响得分的因素（如医务人员的人口学变量、医务人员对基本药物制度的知晓情况、对基本药物制度的评价情况、工作满意度情况、医务人员所在卫生院相关管理制度情况、患者对医疗服务的要求情况等）作为自变量，进行简单线性回归分析，共识别出10个因素与卫生院医务人员门诊处方用药合理性得分存在回归关系，具体结果如表6-34所示。

表6-34 卫生院医务人员门诊处方用药合理性的单因素分析

	影响因素	偏回归系数	标准误	标准化偏回归系数	t值
X_1	医生对收入的满意度	0.012	0.001	0.647	9.398 **
X_2	基本药物制度实施时长	0.020	0.002	0.722	11.583 **
X_3	基本药物相关培训次数	0.004	0.001	0.742	12.232 **
X_4	对基本药物疗效的评价	0.014	0.001	0.672	10.055 **
X_5	对基本药物质量的评价	0.015	0.001	0.774	13.556 **
X_6	对基本药物相关制度执行情况的评价	0.012	0.001	0.827	16.298 **
X_7	同事对工作的满意度	− 0.003	0.002	− 0.188	− 2.119 *
X_8	自己对工作的满意度	− 0.003	0.002	− 0.160	− 1.980 *
X_9	要求使用注射剂患者的比例	− 0.001	0.001	− 0.384	− 4.613 **
X_{10}	要求使用抗生素患者的比例	− 0.001	0.001	− 0.515	− 6.666 **

注：* 表示 $P < 0.05$，** 表示 $P < 0.01$。

根据定性研究结果，医务人员处方用药行为受到多个维度因素的综合影响，而各个维度又包含多个测量指标，各个维度之间也存在相互影响的关系。传统的多元回归分析仅能分析一组自变量如何影响一个因变量，而对于自变量之间的相互影响则无能为力。本书尝试使用路径分析来探讨卫生院门诊处方用药影响因素的作用机制及其相互间的关系。

　　路径分析由遗传学家 Sewall Wright 于 1921 年提出，是建立在回归分析和相关分析基础上的一种分析方法，能有效地解决含有间接影响关系的多变量依存性问题。[①] 其主要的特征包括：一是模型由一组线性方程构成；二是所描述的变量之间的相互关系不仅包括直接的，还包括间接的和全部的；三是模型中有的变量不受模型内任何变量的影响，而只影响其他变量，有的变量既受其他变量的影响，又影响其他变量。

　　为探究卫生院门诊处方用药合理性影响因素的作用机制及相互之间的关系，根据文献分析以及定型访谈结果，本书认为影响门诊处方用药合理性的因素主要有三个，即管理因素、医生评价因素以及患者要求因素。其中管理因素、医生评价因素以及患者要求因素对门诊处方用药的合理性变量均有直接影响效果，而管理因素和患者要求因素两个变量又会通过医生评价因素对门诊处方用药的合理性产生影响，所提出的路径分析假设模型如图 6-23 所示。其中医生评价因素为中介因素，同时具有外因与内因的属性，对管理因素以及患者要求因素而言，医生评价因素为内因；对门诊处方用药的合理性而言，医生评价因素为外因。

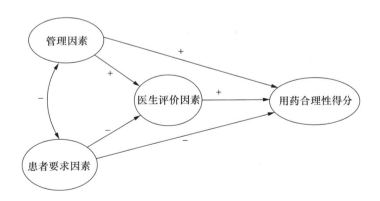

图 6-23　乡镇卫生院门诊处方用药影响因素作用路径

① 潘岳松：《路径分析在药物经济学评价中的应用》，《中国药房》2011 年第 38 期。

　　首先对影响卫生院门诊用药合理性的因素进行结构效度分析，KMO = 0.805，巴特莱特（Bartlett's）球形检验 χ^2 = 538.19，P < 0.001，说明适宜进行因子分析。根据分析结果，10 个条目最终提取 4 个公因子，根据各公因子所包含的题目含义及属性分别归纳为管理因素（F1，含 3 个条目）、医生评价因素（F2，含 3 个条目）、医生的工作满意度因素（F3，含 2 个条目）和患者要求因素（F4，含 2 个条目），与研究设想略有差异，但总体上基本一致，如表 6 - 35 所示。4 个公因子对总变异的解释力度为 71.20%，且任一公因子所提取的条目均具有较高的负荷值，表明具有较好的内在结构效度。

表 6 - 35　　　　　卫生院门诊处方用药影响因素因子分析结果

条目	公因子			
	F1	F2	F3	F4
X_1	0.834	0.164	- 0.052	- 0.147
X_2	0.743	0.301	0.098	- 0.235
X_3	0.695	0.395	- 0.067	- 0.158
X_4	0.225	0.871	- 0.050	- 0.057
X_5	0.402	0.751	- 0.024	- 0.196
X_6	0.537	0.581	- 0.144	- 0.288
X_7	- 0.007	- 0.032	0.936	0.070
X_8	- 0.034	- 0.066	0.935	- 0.037
X_9	- 0.146	- 0.042	- 0.004	0.900
X_{10}	- 0.293	- 0.269	0.042	0.733

（一）第一个复回归分析模型

　　以 4 个公因子为自变量，以卫生院医务人员门诊处方用药得分为效标变量进行多元线性回归分析，结果如表 6 - 36 所示。由表中可知，进入回归方程的各项因素的容忍度（Tolerance）均大于 0.1，方差膨胀因子（VIF）均小于 5，表明所建回归方程不存在严重的共线性问题。① 经分析发现，医生评价因素、管理因素和患者要求因素与卫生院医务人员门诊处方用药情况存在回归关系，标准化偏回归系数分别为 0.566、0.384 和 -0.103，而医生的工作满意度未能进入回归方程。这表明医生评价因素是卫生院门诊处方用药情况的主要的直接影响因素，其次为管理因素和患者要求因素，且患者要求因素与卫生院医务人员门诊用药合理性存在负相关关系。回归分析的 $R^2 = 0.74$，表示依变量可以被三个自变量解释变异的部分② 为 74.0%。

表 6 – 36　　　　　　卫生院医务人员门诊处方用药影响
因素的复回归模型一

模型	偏回归系数	标准误	标准化偏回归系数	t 值	容忍度	VIF
医生评价因素	0.004	0.001	0.566	11.040**	0.423	2.312
管理因素	0.003	0.001	0.384	7.412**	0.424	2.359
患者要求因素	-0.001	0.001	-0.103	-2.859**	0.736	1.358
（常量）	0.027	0.003	—	7.716**	—	—

注：＊表示 P < 0.05，＊＊表示 P < 0.01。

（二）第二个复回归分析模型

以医生评价因素为效标变量，以管理因素和患者要求因素为自变量，进行多元线性回归，结果如表 6 – 37 所示。管理因素、患者要求因素都与医生评价因素存在回归关系，标准化偏回归系数分别为 0.673 和 -0.143。容忍度均大于 0.1，方差膨胀因子均小于 5，表明该回归方程不存在严重的共线性问题。管理因素对医生评价因素的影响相对较大，回归分析的 $R^2 = 0.56$。

① 张文彤：《SPSS 统计分析高级教程》，高等教育出版社 2004 年版。
② 吴明隆：《机构方程模型——AMOS 的操作与应用》，重庆大学出版社 2009 年版。

表 6 - 37　　　　　　卫生院医务人员门诊处方用药影响
因素的复回归模型二

模型	偏回归系数	标准误	标准化偏回归系数	t 值	容忍度	VIF
管理因素	0.717	0.073	0.673	9.834**	0.763	1.311
患者要求因素	-0.028	0.013	-0.143	-2.090**	0.763	1.311
（常量）	4.487	0.803	—	5.589	—	—

注：＊表示 P < 0.05，＊＊表示 P < 0.01。

　　根据两个复回归分析模型的结果，绘制路径分析图，如图 6 - 24
所示。由图中可知，管理因素（包括 X_1、X_2 和 X_3）、医生评价因素

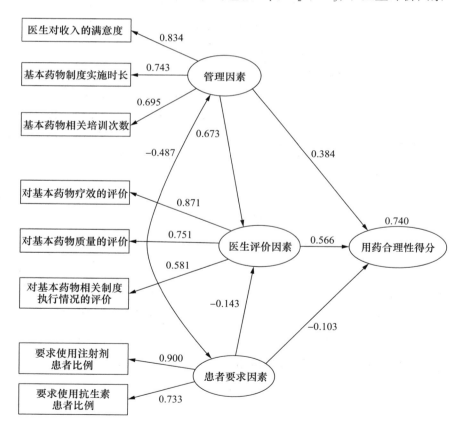

图 6 - 24　卫生院门诊处方用药影响因素作用路径

（包括 X_4、X_5 和 X_6）以及患者要求因素（包括 X_9 和 X_{10}）都对卫生院门诊处方用药合理性产生了直接的影响，其直接影响系数分别为 0.384、0.566 和 −0.103。三个因素均能够直接影响到卫生院门诊处方用药的合理性，其中医生评价因素的直接影响系数最大，表明在这三个因素中，医生评价因素对门诊处方用药合理性的直接影响最大；患者要求因素的直接影响系数为负数，表明患者要求因素对卫生院门诊处方用药的合理性存在负面影响。

管理因素和患者要求因素在直接影响卫生院门诊处方用药合理性的同时，还通过医生评价因素对卫生院门诊处方用药产生了间接的影响。二者对医生评价因素的直接影响系数分别为 0.673 和 −0.143，所以管理因素和患者要求因素对卫生院医务人员门诊处方用药合理性的间接影响系数分别为 0.381 和 −0.081，管理因素对医生评价因素的影响相对较大。此外，分析发现，管理因素与患者要求因素之间存在较强的负相关关系。

综上所述，3 个公因子的直接效应与间接效应如表 6−38 所示，管理因素与患者要求因素通过医生评价因素对处方合理用药影响的路径系数分别为 0.673 与 −0.143，另外管理因素、医生评价因素与患者要求因素对处方用药合理性的直接效应分别为 0.384、0.566、−0.103，3 个因子对处方合理用药的影响总效应分别为 0.765、0.566、−0.184，即管理因素对合理用药的影响效应最大，患者要求因素的影响效应最小。

表 6−38　　　　　　　　　　　　　变量效应分析

因变量	作用方式	自变量		
		管理因素	医生评价因素	患者要求因素
医生评价因素	直接效应	0.673	—	−0.143
用药合理性得分	总效应	0.765	0.566	−0.184
	直接效应	0.384	0.566	−0.103
	间接效应	0.381	—	−0.081

第七章　基本药物可及性综合评价

在前述对基本药物的可获得性、可负担性以及合理使用进行系统分析的基础上，运用基本药物可及性评价模型，对基本药物制度实施前后药物可及性情况进行综合评价，同时进行国际比较，分析中国在药物可及性方面所面临的问题。

第一节　基本药物可及性评价结果

为综合评价基本药物制度实施前后的基本药物可及性情况，同时进行国际比较，本书借鉴世界卫生组织全民健康覆盖的立方体模型，以药物可获得性情况作为立方体的长，药物可负担性作为立方体的宽，合理用药作为立方体的高，构建药物可及性立方体模型，立方体的体积即代表药物可及性，可及性 = 可获得性 × 可负担性 × 合理用药，最大值为 1，立方体的体积越大即代表基本药物可及性越好，如图 7 - 1 所示。

一　基本药物制度实施前后基本药物可及性情况

（一）基本药物制度实施前后基本药物可及性评价指标值

基本药物制度实施前后基本药物可及性各评价指标如表 7 - 1 所示。各项指标在基本药物制度实施后均出现一定程度的改善，但是与世界卫生组织推荐的标准值相比仍存在较大的差距。在基本药物可获得性方面，基本药物配备率和三日到货率的提升幅度相对较大，分别由基本药物制度实施前的 54.84% 和 52.19% 提升到基本药

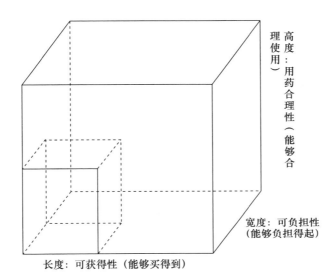

高度：用药合理性（能够合理使用）

宽度：可负担性
（能够负担得起）

长度：可获得性（能够买得到）

图 7 - 1　基本药物可及性评价模型

表 7 - 1　基本药物制度实施前后基本药物可及性各评价指标值

项目	指标	制度实施前		制度实施后		标准值
		实际值	指数	实际值	指数	
可获得性	发货率（%）	98.48	0.98	98.74	0.99	100
	总到货率（%）	98.07	0.98	94.67	0.95	100
	三日到货率（%）	52.19	0.52	63.03	0.63	100
	基本药物配备率（%）	54.84	0.55	78.00	0.78	100
	单张处方基本药物使用率（%）	59.69	0.60	73.19	0.73	100
	基本药物处方率（%）	79.62	0.80	85.71	0.86	100
可负担性	单疗程基本药物花费相当于低收入者日收入的倍数	2.53	0.39	1.07	0.94	1
用药合理性	单张处方用药品种数（种）	3.29	0.61	3.05	0.66	2.00
	抗生素处方使用率（%）	47.26	0.63	40.79	0.74	30
	注射剂处方使用率（%）	39.55	0.25	36.90	0.27	10
	药品通用名使用率（%）	79.91	0.80	83.27	0.83	100
	基本药物使用率（%）	64.15	0.64	74.00	0.74	100

物制度实施后的 78.00% 和 63.03%，二者的指数值分别由基本药物

制度实施前的 0.55 和 0.52 提升到基本药物制度实施后的 0.78 和
0.63。在基本药物可负担性方面，其代表性指标——单疗程基本药
物花费相当于低收入者日收入的倍数出现下降，由基本药物制度实
施前的 2.53 下降到基本药物制度实施后的 1.07，其指数值也由基
本药物制度实施前的 0.39 上升到基本药物制度实施后的 0.94。但
是基本药物制度实施后实际值为 1.07，仍高于 WHO 标准值。在合
理用药方面，五项评价指标均出现改善，其中药品通用名使用率与
基本药物使用率的提升幅度最大，分别由基本药物制度实施前的
79.91% 和 64.15% 上升到基本药物制度实施后的 83.27% 和
74.00%。二者的指数值也分别由基本药物制度实施前的 0.80 和
0.64 提升到基本药物制度实施后的 0.83 和 0.74。基本药物制度实
施后，抗生素处方使用率和注射剂处方使用率仍处于较高水平，分
别为 40.79% 和 36.90%。

（二）基本药物制度实施前后基本药物可及性评价结果

基本药物制度实施前后基本药物可及性评价结果如表 7 - 2 所
示。基本药物制度实施后基本药物可及性出现大幅的提升，立方体
体积由 0.17 上升到 0.50，提升幅度高达 190%，表明基本药物制度
的实施在很大程度上提升了基本药物可及性，但同时应注意到，这
一数值仅为世界卫生组织最优值的 50.00%。基本药物制度实施后，
三项指标指数（可获得性、可负担性、用药合理性）中提升幅度最
大的为可负担性指数，由基本药物制度实施前的 0.39 提升到基本药
物制度实施后的 0.94；提升幅度最小的为用药合理性指数，由基本
药物制度实施前的 0.59 提升到基本药物制度实施后的 0.65。

表 7 - 2　　　　　　　　基本药物可及性评价结果

实施前后	可获得性	可负担性	用药合理性	计量模型结果（满分为1）	相对得分（百分制）
实施前	0.74	0.39	0.59	0.17	17.00
实施后	0.82	0.94	0.65	0.50	50.00

（三）基本药物可及性评价指标灵敏度分析

为探究基本药物可获得性、可负担性以及用药合理性的 12 个评价指标对于药物可及性影响程度的大小，本书将上述基本药物制度实施后山东省乡镇卫生院基本药物可及性指标指数进行灵敏度分析，结果如表 7-3 所示。将发货率、总到货率、三日到货率、基本药物配备率、单张处方基本药物使用率、基本药物处方率、药品通用名使用率以及基本药物使用率等高优指标的指标指数分别提高 10%，其余低优指标的指数均减少 10%，以分析各指标的变化灵敏度情况。

表 7-3 可及性计算结果的灵敏度分析

变动条件	改善前得分	改善后得分	改善程度（%）
发货率（%）	0.500	0.511	2.200
总到货率（%）	0.500	0.511	2.200
三日到货率（%）	0.500	0.508	1.600
基本药物配备率（%）	0.500	0.509	1.800
单张处方基本药物使用率（%）	0.500	0.509	1.800
基本药物处方率（%）	0.500	0.510	2.000
单疗程基本药物花费相当于低收入者日收入的倍数（%）	0.500	0.513	2.600
单张处方用药品种数（种）	0.500	0.512	2.400
抗生素处方使用率（%）	0.500	0.514	2.800
注射剂处方使用率（%）	0.500	0.506	1.200
药品通用名使用率（%）	0.500	0.515	3.000
基本药物使用率（%）	0.500	0.513	2.600

分析可知，在基本药物可获得性方面，改善后最高的为发货率和总到货率，均为 0.511 分，改善程度也相对较高，分别为 2.200% 和 2.200%。在可负担性方面，进行改善后，单疗程基本药物花费相当于低收入者日收入的倍数得分提高为 0.513，改善程度为 2.600%。在用药合理性方面，进行改善后，得分最高的为药品

通用名使用率，其改善程度也最高，分别为 0.515 和 3.000%；其次为抗生素处方使用率，其改善后的得分和改善程度分别为 0.514 和 2.800%；改善程度最低的是注射剂处方使用率，仅为 1.200%。

二　不同县（市、区）基本药物可及性评价

（一）不同县（市、区）基本药物可及性评价结果

11 个县（市、区）药物可及性综合指数及评价情况如表 7 - 4 所示。可获得性综合指数最高的县（市、区）为 K（0.93），最低的县（市、区）为 A（0.72）；可负担性指数最高的县（市、区）为 F（0.67），最低的县（市、区）为 G（0.17），差别相对较大；用药合理性指数最高的县（市、区）为 E（0.79），最低的县（市、区）为 A（0.57）。

表 7 - 4　　　　不同县（市、区）药物可及性评价结果

县（市、区）	可获得性	可负担性	用药合理性	计量模型结果（满分为1）	相对得分（百分制）
A	0.72	0.63	0.57	0.26	25.86
B	0.77	0.58	0.63	0.28	28.14
C	0.75	0.35	0.78	0.20	20.47
D	0.82	0.46	0.61	0.23	23.01
E	0.91	0.25	0.79	0.18	17.97
F	0.77	0.67	0.59	0.30	30.44
G	0.82	0.17	0.75	0.10	10.46
H	0.76	0.40	0.62	0.19	18.85
I	0.86	0.45	0.69	0.27	26.70
J	0.92	0.40	0.73	0.27	26.86
K	0.93	0.36	0.67	0.22	22.43

由可及性评价结果可知，基本药物制度实施后，各县（市、区）基本药物可及性情况获得较大的提升，但仍存在较大的改善空间，可及性最优的为 F 县（市、区），但仅为世界卫生组织推荐值

的 30.44% ，最差的 G 县（市、区）仅为推荐值的 10.46% 。

（二）不同县（市、区）基本药物可获得性与可负担性评价模型

由前述分析可知，基本药物制度实施后，部分县（市、区）存在基本药物可获得性高，而可负担性较差的情况，即基本药物可以买得到，但是对于低收入者，却负担不起。为探究以上现象，现对基本药物可获得性与可负担性进行统计，以可获得性指数平均得分 0.821 与可负担性指数平均得分 0.429 作为分界线进行重要象限分析，如图 7 - 2 所示。E、J、K 县（市、区）落在第二象限，表明这些地区乡镇卫生院基本药物可获得性虽然高，但可负担性差，存在药物负担较重的现象；C、H、G 县（市、区）落在第一象限，表明这些地区乡镇卫生院基本药物可负担性差，可获得性低，应引起相关部门的重视；I 县（市、区）落在第四象限，表示这些地区乡镇卫生院基本药物可负担性好，可获得性高；A、B、D、F 县（市、区）落在第三象限，表明这些地区乡镇卫生院基本药物可负担性好，但是可获得性低，存在基本药物由于价格偏低而不配送的情况。

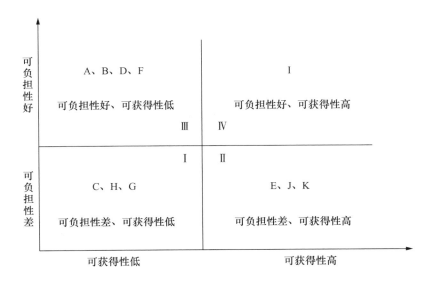

图 7 - 2　基本药物可获得性与可负担性综合评价模型

三　药物可及性的国际比较

在美国、英国和大部分西欧国家，由于经济发达，医疗保障体系对药品的报销品种较多，长期以来基本药物可及性、公平性问题已经得到较好的保障，因此这些国家并未引入基本药物的概念，根据数据的可获得性以及基本药物制度实施的国际经验，选取 4 个国家，分别是印度①②③、巴基斯坦④⑤、也门⑥以及乌干达⑦进行基本药物可及性的国际比较研究。

为分析我国与其他发展中国家在基本药物可及性方面的优势与差距，将我国基本药物制度实施后的基本药物可及性（可获得性、可负担性、用药合理性）与上述国家进行比较，结果如表 7 - 5 所示。我国在基本药物可获得性与可负担性方面为最优，得分分别为 0.8200 和 0.9400，印度、巴基斯坦、乌干达和也门的得分分别为 0.3250 和 0.6500、0.1500 和 0.3283、0.1384 和 0.4839、0.0500 和 0.5000。巴基斯坦在用药合理性方面最优，得分为 0.7744，中国、印度、乌干达和也门的得分分别为 0.6500、0.6499、0.3680 和 0.5178。我国在基本药物制度实施后，基本药物可及性相对得分为 50.0000，综合评价得分最高，其次为印度，其得分为 13.7291，

---

① Dipika Bansal, Vilok K. Purohit, "Accessibility and Use of Essential Medicines in Health Care: Current Progress and Challenges in India", *Journal of Pharmacology and Pharmacotherapeutics*, Vol. 14, No. 1, 2013, pp. 13 - 18.

② Bhargava A., Kalantri S., "The Crisis in Access to Essential Medicines in India: Key Issues Which Call for Action", *Indian Journal of Medical Ethics*, Vol. 10, No. 2, 2013, pp. 86 - 95.

③ WHO, *Medicine Prices, Availability, Affordability and Medicine Price Components in NCT*, Delhi: World Health Organization, 2011.

④ Shehla Zaidi, et al., "Access to Essential Medicines in Pakistan: Policy and Health Systems Research Concerns", *PLOS ONE*, Vol. 8, No. 5, 2013, pp. 1 - 10.

⑤ WHO, *Prices, Availability and Affordability of Medicines in Pakistan*, Geneva: World Health Organization. 2006.

⑥ WHO, *A Survey Report on Medicine: Availability, Prices and Affordability*, Geneva: World Health Organization. 2007.

⑦ WHO, *Uganda Medicine Pricing Survey Report*, Geneva: World Health Organization, 2004.

巴基斯坦、非洲的也门与乌干达的药物可及性较差，其相对得分分别为 3.8137、2.4646 和 1.2944。

表 7 – 5　　　　　　　　基本药物可及性评价结果

国家	可获得性	可负担性	用药合理性	计量模型结果（满分为 1）	相对得分（百分制）	排序
中国	0.8200	0.9400	0.6500	0.5000	50.0000	1
印度	0.3250	0.6500	0.6499	0.1373	13.7291	2
巴基斯坦	0.1500	0.3283	0.7744	0.0381	3.8137	3
乌干达	0.1384	0.4839	0.3680	0.0246	2.4646	4
也门	0.0500	0.5000	0.5178	0.0129	1.2944	5

第二节　影响基本药物可及性的利益相关者分析

根据扎根理论以及路径分析可知，目前影响乡镇卫生院基本药物可获得性、可负担性以及用药合理性的各利益相关者涉及政府相关部门、生产流通企业、乡镇卫生院、医生以及农村居民，如图 7 – 3 所示。各利益相关者所掌握的资源、动机及目标的差异决定了其在政策实施过程中的途径与策略的不同，利益相关者分析的关键就是分析不同利益相关者之间的利益诉求，并在此基础上寻求各方利益相互妥协的方案，进而达到社会利益与集体利益以及个人利益的平衡。①

---

①　彭婧：《基于利益相关者理论的国家基本药物制度评价研究》，硕士学位论文，安徽医科大学，2011 年。

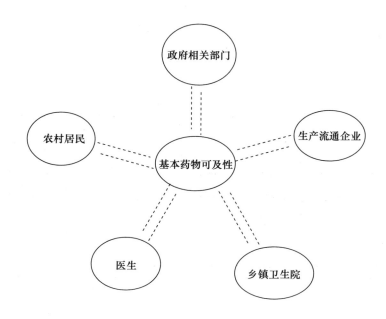

图 7 – 3　乡镇卫生院基本药物可及性利益相关者模型

一　政府相关部门

政府拥有行政及经济管理权，是基本药物制度的主导者，在促进居民健康，解决"看病难，看病贵"，实现健康公平的政策实施中起着主导作用，政府补偿、监管政策的实施都会影响乡镇卫生院基本药物可及性。

政府相关补偿和监督管理政策的不到位对基本药物可及性产生了不利影响。为了减少基本药物政策执行的阻力，减轻相关财政补偿支出对其造成的资金压力，促进基本药物政策在基层医疗机构平稳、有序地推进，部分地方政府准许基层医疗机构继续出售库存的非基本药物或制定了本地区过渡期性质的药品目录及政策，对非基本药物的使用制定了相应的管理制度，并进行了有效管理，该项政策对基本药物政策的顺利、有效运行起到了积极作用。但是，也有部分地方政府对个别医疗机构在基本药物制度全面实施后继续出售非基本药物的行为采取无视的态度，未能对非基本药物的使用进行有效管理，严重影响了基本药物的可及性。

　　部分地区卫生行政部门对乡镇卫生院监督不到位，导致部分环节出现违背政策原始意愿的行为，影响卫生院基本药物的配备与使用，卫生院基本药物制度实施效果不佳。另外，部分地方政府出于地方保护主义或者权力寻租的原因，将实力不强的小型生产企业或配送企业纳为中标企业，由于其生产能力以及配送能力的不足，加上疾病发生的季节性变动，对药品生产企业的产能挑战较大，在一定程度上导致了基本药物经常出现市场断货、供不应求，基层医疗机构缺货的现象，严重影响了基本药物可获得性。

　　政府部门间以及政府各项政策间的不协调也对基本药物可及性产生了不利影响。一是新农合制度的改革对农村卫生发展造成了较大的约束。新农合制度自实施以来，其筹资水平、保障范围和报销力度不断提高，农村居民的认可度、满意度以及利用率也不断提高，对保障农村居民健康，促进农村卫生事业发展发挥了重要的推动作用。2014年，山东省逐步对原新型农村合作医疗保险与城镇居民基本医疗保险进行并轨管理，整合后形成的城乡居民基本医疗保险，划归人力资源与社会保障部门（以下简称人社部门）管理。由于人社部门对农村卫生服务的了解程度不高、与卫生行政部门间的沟通协调不畅等原因，加之医保资金控费压力的增加，人社部门对整合后的新农合管理制度进行了一系列调整，在农村居民卫生服务需求快速增长以及新农合筹资水平提高的情况下，未提高村卫生室医保报销限额，反而加强了对村卫生室医保报销限额的控制，对乡村医生基本医疗服务的提供产生了不利影响。

　　二是基本公共卫生服务项目对基本药物制度的实施存在一定程度的挤占效应。基本药物制度实施后，乡镇卫生院"以药补医"机制被破除，无法通过药品销售盈利，医疗收入大幅减少，而在提供医疗服务的过程中，乡镇卫生院面临较大的医患纠纷风险，因而其开展基本医疗服务的积极性不断下降。与此同时，基本公共卫生服务项目的实施，为乡镇卫生院开展基本公共卫生服务提供了较大的财政支持。相对于医疗服务而言，基本公共卫生服务的风险小，收益有保障，成本效果更优，提升了乡镇卫生院开展基本公共卫生服务的积极性，而进一步抑制了乡镇卫生院开展基本医疗服务的积极性。此外，各级政府对基本公共卫生服务项目的重视程度和考核力度较大，且考核结果直接与基本公共卫生经费拨款水平挂钩，而在基本药物制度方面，虽有考核，但考核后的奖惩机制不健全，补助力度不足。这极大地提高了乡村医生开展基本公共卫生服务的积极性而弱化了其开展基本医疗服务的积极性，从而影响了乡镇卫生院对基本药物的配备和使用。

二 生产流通企业

药品生产流通企业作为市场化的经济体，其主要目的即实现组织经济效益的最大化，基本药物制度实施之后，药品生产经营企业的利润大幅度降低，作为经济人，其行为必定发生许多变化，直接影响了基本药物的可获得性与可负担性。

（一）药品生产企业

总结发现，药品生产企业对基本药物制度主要存在利用型、对抗型和规避型三种应对策略。

1. 利用型策略

部分药品生产企业积极投标基本药物，抓住这一机遇，借此扩大自身品牌知名度，提升企业形象，为企业长远发展及在其他省份市场竞争中奠定基础，谋求长远利益。同时，通过扩大市场规模，分摊生产成本，从而提高产品利润。

2. 对抗型策略

自 2011 年山东省实行基本药物集中招标采购以来，由于服务平台建设初期尚不完善，加之基本药物实行最低价中标策略，部分药品生产企业为维护自身利益，纷纷采取了相应的对抗措施。部分企业在基本药物竞标中恶意竞标，导致投标价格远远低于生产成本。因此，企业在中标后，以各种借口减产，或不生产，或不配送或通过降低药品中有效成分含量的方式，来降低成本，减少亏损。这种策略既影响了医疗机构和患者的日常用药（此外，部分药品中有效成分的含量减少，导致患者不得不服用更多剂量的药品进行治疗，增加了药品的花费），也影响了药品生产企业的短期和长远利益，同时也对基本药物制度的公信力及政府的公信力产生了不良影响，出现"三方全亏"的现象。然而，对于这种违规行为，目前并没有有效的法律法规规定相应的处罚标准，无形之中也加重了目前乡镇卫生院基本药物可获得性低的状况。

3. 规避型策略

部分企业调整自身产品定位，不聚焦于基本药物这类大众用药，而是瞄准高精尖药品市场或专科药品市场。加大研发投入，鼓励原创药、独家药的研发，通过创新驱动自身发展，从而规避基本药物制度对自身造成的潜在、长期影响。

（二）药品零售企业

基本药物制度实施后，对药品零售企业的生产经营策略造成了较大影响，经分析发现，其主要的应对策略包括积极性应对和消极性应对两类。

1. 积极性应对策略

积极性应对策略即采取正当的竞争、发展策略，在基本药物制度的背景下，充分发挥自身优势，抓住机遇，规避风险与威胁，不断促进自身的健康发展。部分药品零售企业逐步放弃薄利多销的传统经营策略，寻找新的利益增长点，探索多元化、差异化经营策略。与基层医疗卫生机构单一销售基本药物相比，零售药店除销售基本药物外还有非基本药物，而这无疑是零售药店在与政府办基层医疗机构的市场竞争中所拥有的最大优势资源。有调查显示，由于在基层医疗卫生机构购买不到所需药品而到零售药店购买药品的患者约占药店顾客的 15.2%，并且随着人们生活水平的提高，对非药品等保健品的需求也会大幅增加。部分药品零售企业不断丰富企业产品种类，增加保健品、健康食品、医疗器械、药妆产品以及日用品在零售药店的比例，以多元化的产品结构分摊企业风险，提高企业市场竞争力。

再者，部分药品销售企业着手建立药品销售企业联盟，以提升在政策制定及市场竞争中的话语权。在美国，CVS 和沃尔格林这两家大型零售连锁药店在药品零售市场上占有很大的比重，而在我国尚没有如此规模的药品销售企业。建立零售药店联盟，可以提升零售药店在药品销售市场上的权威性以及在政策制定中的话语权。同时，还可以实现对药品的共同采购，以降低采购价格，这对零售药店的盈利能力和长远发展都具有十分重要的意义。在访谈中发现，面对来自各方面的强烈冲击，零售药店也逐渐开始寻求联盟。2011年，我国连锁药店区域联盟已达到 14 家，门店数量达到 2 万家，已然初具规模。

2. 消极性应对策略

消极性应对策略即药品零售企业以不正当竞争策略在市场中谋取发展。部分药品零售企业对低价的基本药物采取故意不销售的态度，引导消费者购买药店中功效相似的高价药，以此牟利。更有甚者，利用基本药物制度实施初期消费者了解较少的特点，对基本药物进行虚假宣传，宣称基本药物价格低廉必定导致质量和疗效无保证，鼓动消费者抵制基本药物，对基本药物制度的推行产生了不利影响。

三　乡镇卫生院

乡镇卫生院作为基本药物制度的实施主体，一方面希望提高服务质量，为辖区居民提供有效的基本医疗以及公共卫生服务；另一方面作为"经济人"也希望提高业务收入，进而获取更多的收益。乡镇卫生院方面影响基本药物可及性的原因主要包括以下几点。

一是乡镇卫生院药品采购量较小，导致配送不及时。由于基本药物采购机制尚不完善，加上卫生院服务量和药品需求量较小，乡镇卫生院的基本药物采购订单一般存在单次订货量少、订购频繁的特点，加剧了药品配送企业的配送成本和工作压力，导致配送企业不愿意及时进行配送，影响了基本药物可及性。

　　二是乡镇卫生院的药品储备能力有限，影响了基本药物可及性。乡镇卫生院受限于自身的规模和经费，其药房和药库建设相对滞后，药品贮存能力有限，为了尽量减少药品贮存而产生的不必要费用支出，卫生院对于非本地区的常用药品选择不配备，在一定程度上阻碍了农村居民对于基本药物的可获得性。

　　三是乡镇卫生院对药品使用的监管不到位，对基本药物的合理使用产生了不利影响。为规范处方用药，虽然部分乡镇卫生院开展了关于《国家基本药物临床应用指南》《国家基本药物处方集》以及基本药物疗效及不良反应等培训，但是乡镇卫生院受限于有限的经费、人员和设备，难以对卫生院医生的处方进行全面有效的监管，因此，难以完全解决药品的不合理使用问题。

　　四是乡镇卫生院为维护自身利益而在政府—卫生院委托代理关系中采取博弈行为。在乡镇卫生院执行基本药物制度的政策链条中，存在着公众、政府、乡镇卫生院及其医生三类主要的利益群体，其中公众是初始委托人，政府是初始代理人和次级委托人，乡镇卫生院及其医生是最终代理人，乡镇卫生院接受地方政府的委托代理契约并按照契约内容进行工作，三者之间的委托代理关系如图7-4所示。

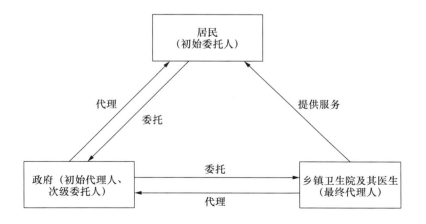

图7-4　乡镇卫生院实施基本药物制度委托代理关系示意

政府作为次级委托人通过建立契约将实施基本药物制度的任务委托给基层医疗卫生机构，乡镇卫生院作为重要的基层医疗卫生机构，是实施基本药物制度的代理人，其接受契约（即实施基本药物制度）的目标效用 U = 国家药品零差率销售补贴；不接受契约的最大效用，即保留效用 μ = 药品收入。若 U ≥ μ，乡镇卫生院实施基本药物制度的边际收益大于零，其接受契约；若 U < μ，边际收益小于零，乡镇卫生院原则上拒绝契约。

对基本药物制度实施前后乡镇卫生院的基本药物零差率销售补贴及药品利润的变化情况的分析显示，基本药物制度实施后，乡镇卫生院获得的基本药物补助由制度实施前的 0 万元增长到 31.82 万元，乡镇卫生院的药品销售收入由制度实施前的 89.51 万元下降到 −9.39 万元（出现负值主要是赊药和新农合报销滞后导致）。即乡镇卫生院接受契约的目标效用 μ = 31.82 万元（即实施基本药物制度所获得的基本药物补助）；而不接受契约的保留效用 U = 98.90 万元，乡镇卫生院作为基本药物制度实施的代理人从契约中获得的期望效用小于拒绝契约时得到的最大效用，其原则上会拒绝契约，即不实施基本药物制度。

然而政府与乡镇卫生院的委托代理关系，不是委托人通过在市场中购买代理人的服务、建立在"平等交易"的基础之上的，而是通过下达行政命令强迫代理人实施基本药物制度，是以行政权力为基础的具有强制性的委托代理关系。同时，在这种特殊的委托代理关系中，一方面，作为代理人的乡镇卫生院既不能公开拒绝委托人要求实施基本药物制度的行政命令，又较强依赖于作为委托人的地方政府在乡镇卫生院财政拨款、人员编制等方面的措施。另一方面，供委托人可选择的代理人有限，即使对乡镇卫生院的服务不满意，也不会选择重新建立乡镇卫生院，因为这需要较多的成本，而对原有乡镇卫生院在信息系统建设、基础设施建设等方面的投入也会由此成为沉没成本。因此，在实施基本药物制度的委托代理关系中，委托人和代理人均无实质方面的选择权，双方被行政的链条紧紧"锁定",形成双向垄断。① 因此,乡镇卫生院迫于行政性委托代理关系中的"双向垄断"等原因不会公开拒绝契约,而是选择"准退出"策略②,对基本药物制度消极应对,甚至是政策变形,从而导致基本药物制度在促进药物可及性方面的效果未能得到充分发挥。

四　医务人员

一方面,作为卫生服务的提供者,医生拥有处方权和信息优势,在"医患"接触的过程中,处于优势地位;另一方面,作为经济人的医务人员在提供卫生服务的过程中更倾向于选择有利于自己的决策。受基本药物制度及各项政策实施的影响,其用药行为必定会发生改变,其中涉及其对制度的认知以及自身执业素质两个方面。

(一)　医生政策认知

"以药养医"的运行机制在我国公立医院已经根深蒂固,医务人员长期形成的用药习惯很难在短时间内改变,影响了基本药物的处方使用率,加上基本药物制度的实施使医生收入减少,工作积极性下降,政策认同度不高,阻碍了基本药物的使用,影响了农村居民对于基本药物的可获得性。通过定性访谈也发现,基本药物制度实施后,由于部分药品存在小厂家生产、疗效差等现象,医生对基本药物制度以及基本药物的疗效并不认同,为避免风险,大处方、滥用抗生素、处方非基本药物的现象仍然较为严重③。另外,由于国家基本药物制度实施时间较短,部分基层医疗机构人员和群众对国家基本药物制度认识不足,基层医生和患者的不良用药习惯尚未

① 尹文强:《新医改形势下乡镇卫生院行为方式研究》,《中华医院管理杂志》2014年第2期。

② 周雪光:《政府内部上下级部门间谈判的一个分析模型》,《中国社会科学》2011年第5期。

③ 陈钟鸣:《基本药物制度下山东省乡镇卫生院门诊用药情况研究——以某市为例》,硕士学位论文,潍坊医学院,2013年。

从根本上得到扭转①。此外，因为工作量的增加以及相关补偿的不到位，医生工作积极性与稳定性受到影响，并对基本药物政策产生了一定的抵触情绪，因而影响了卫生院基本药物政策的执行效果。

（二）医生执业素质

医生的工作年限越长，其用药合理性越差，这主要是由于医生工作时间越长，其在工作中形成的处方习惯就越难改变，另外，在我国的农村地区，工作年限较长的医生一般为师承教育，其有限的专业知识也在一定程度上阻碍了合理用药的顺利实施②。基本药物制度实施后，乡镇卫生院的药品加成全部取消，经济利益的变化必然会影响医生的用药行为。调查显示，基本药物制度实施后，14.10%的医生认为收入降低，23.50%的医生认为收入没有变化，62.40%的医生认为收入出现一定程度的升高，高达97.30%的医生希望继续增加收入。根据对各地的管理者的访谈发现，目前许多地方均是根据医疗机构的药品销售情况给予相应的财政补贴，为弥补收入损失，医生会主动使用价格相对较高的注射剂，也就直接导致注射剂滥用的现象。

五 农村居民

居民是医疗卫生服务的需求者，也是基本药物制度的最终受益者，基本药物制度实施后，理论上讲，其用药负担将得到一定程度的缓解，药物可及性明显改善，但是基本药物制度实施后，由于农村经济社会的发展、农村居民对公共服务的需求冷漠等社会结构性因素，以及农村居民长期形成的用药习惯、患者选择差异等自身因素，出现了患者基本药物可及性较低的局面。

---

① 姚强：《合理用药视角下4省市基本药物制度实施效果评价》，《中华医院管理杂志》2013年第5期。

② 王静：《基本药物及合理用药政策对农村用药情况的影响分析》，《医学与社会》2004年第1期。

（一）农村居民的需求冷漠

由以上结果可知，居民对基本药物政策的认知与客观指标分析以及管理者、医生认知存在明显的区别，如对基本药物制度实施前后药品价格的 MPR 分析表明，基本药物价格出现明显下降，高达 78.70% 的医生与 59.71% 的卫生院管理人员均认为基本药物价格明显下降，而仅有 25.85% 的居民认为基本药物价格出现下降。究其原因，一方面，基本药物制度的政策效果并不明显；另一方面，主要是基本药物制度作为一项公共政策，更多表现为隐形的利益，一般只影响人们的生活质量，享受该服务的人受益会多一些，方便一些，而缺乏该项服务，也不会给生活造成巨大的影响，尤其是对于药品这样需求弹性较小的商品，多数农村居民对其缺乏敏感性，会更多地关注村委会选举、拆迁安置和环境污染，对公共服务形成一定程度的需求冷漠①。

加之上一轮医药卫生体制改革刚刚结束，农村居民对其形成了一定的刻板印象，因此容易导致农村居民对新医改的各项政策产生成见，这在一定程度上阻碍了农村居民对于基本药物制度的准确认知。

（二）患者要求

患者长期形成的用药习惯促使其形成了一定的用药期望，并可能对医生处方行为产生影响。相关统计显示，全国平均 48% 的医生反映，患者就医时提出特定用药需求的比例低于 10%，另有 31.5% 的医生认为该比例为 10%—30%，其中有 33.7% 的医生估计患者提出注射要求的比例为 10%—30%。② 本书发现，基本药物制度实施后乡镇卫生院的注射剂使用指数仅为 0.27，原因之一是目前患者仍然存在"口服不如注射效果好"的认识误区，通过定性访谈也可知

---

① 吴业苗：《需求冷漠、供给失误与城乡公共服务一体化困境》，《人文杂志》2013年第 2 期。

② 王丽洁：《实施国家基本药物制度对基层合理用药的影响》，硕士学位论文，复旦大学，2012 年。

患者主动要求使用注射剂的现象极为普遍，这也成为药物滥用问题的重要诱因。另外，患者长期形成的就医习惯导致其大部分流向基层以上的医疗机构，加上基本药物制度实施后基层医疗机构药品种类的限制，患者的流向趋势更为明显，无形之中加重了患者的就医负担。

第八章 讨论与建议

第一节 讨论

一 总体而言基本药物可及性明显改善，但仍有待提高

基本药物制度实施后，山东省乡镇卫生院基本药物的可获得性、可负担性以及用药合理性均出现明显改善。综合指数法分析显示，可及性得分由实施前的 0.17 上升到了实施后的 0.50，但是与世界卫生组织推荐值相比，仅为最优值的 50%，即旨在改善药物可及性的基本药物制度仅行至半程。与其他发展中国家相比，山东省乡镇卫生院的用药合理性指数得分仍较低，表明目前的合理用药水平仍存在较大的改善空间。数据的三角测量显示，客观数据研究以及供方、需方、管理方的定量与定性调查相互印证了上述结论，但在农村居民视角下，基本药物制度实施后，基本药物的价格、可获得性以及合理用药水平仍未明显改善，农村居民对基本药物制度改善药物可及性的政策效果的获得感不高。

二 基本药物制度实施后，基本药物可获得性明显改善，但仍存在一些问题

基本药物制度实施后，乡镇卫生院基本药物配送、配备以及使用情况各指标均出现一定程度的改善。基本药物的发货率与总到货率总体水平较高，呈上升趋势，改善幅度最大的基本药物配备率由实施前的 54.84% 上升到实施后的 78.00%（Δ = 23.16%）。尽管基

本药物制度实施后药物可获得性明显改善，但是仍存在基本药物配送及时性较差、目录不能满足医生用药需求以及基本药物使用率偏低的问题。

（一）基本药物目录不能满足用药需求

通过对医生的定性与定量研究均发现，基本药物制度实施后，乡镇卫生院的药物品种数相对较少，调查发现，2009 年版基本药物目录内儿科用药、妇科用药、抗肿瘤用药、抗病毒用药比较少，加上目录内药品的缺货以及不能及时到货，均导致目前乡镇卫生院的药品不能满足用药需求的现象。由于用药习惯，部分农村居民不愿使用替代药品，在一定程度上造成了乡镇卫生院患者的流失，尤其是对品牌忠诚度较高的慢性病患者的影响较大，患者流向了更高一级的医疗机构，间接加重了其就医负担，有违新医改"保基本、强基层"的指导方针。究其原因，一是在基本药物的遴选环节忽略了基层医疗机构用药的特殊性，导致部分基层医疗机构常用药品未能进入基本药物目录。二是患者长期形成的用药习惯存在不科学之处。患者在乡镇卫生院"买不到药"主要是指买不到自己的习惯用药，但是在以药养医机制下，患者的大多数用药习惯是医务人员诱导需求的产物，存在诸多不科学、不合理之处。

（二）基本药物的配送及时性较差

基本药物制度实施后基本药物的发货率与总到货率均高达95.00%以上，但是基本药物的平均三日到货率仅为 60.36%。虽然较以前有所改善，但总体水平仍然偏低。通过对管理者的问卷调查发现，对基本药物的配送及时性持满意态度的占到了较大比例，但是定性访谈却发现，目前基本药物的配送及时性较差，缺货、断货现象已经严重影响到了乡镇卫生院的业务开展。进一步的深入访谈发现，部分管理者对基本药物到货及时性较好的选择是受行政压力影响的一种自我防御式回答，总体来说基本药物的到货及时性仍然较差。

究其原因，主要有以下几个方面：一是由于乡镇卫生院所需的基本药物种类多，数量少，且大部分卫生院分布较为零散，交通条件较差，甚至存在边远山区现代物流不能直接配送到位的现象，影响基本药物的及时获得。① 二是部分配送企业缺乏对自身配送能力的准确估计，进入药品配送领域时间短、情况生疏，加之基层医疗机构相对分散、位置偏远、药物用量小等因素，配送企业对基层医疗机构采购的药品不及时甚至拒绝配送。三是基本药物制度设计中，药品的招标和采购遵循的是最低价中标原则。药品价格过低压缩了药品生产经营企业参与基本药物生产、销售和配送的积极性，导致在基本药物的生产和配送招标中难以招到有实力的企业。四是基本药物招标采购机制不完善，按照基本药物的相关规定，参与基本药物配送的企业可以在 30 天内从基层医疗机构拿回货款，但是配送企业普遍反映，基本药物的回款不能及时返还，无形之中对配送企业的资金运转造成一定的压力，影响了配送企业的积极性；此外，也反映出我国基本药物招标采购机制的不健全，目前基本药物由生产企业或委托具有现代物流能力的药品经营企业向医疗机构直接配送，原则上只允许委托一次，但是在基本药物的配送过程中，各个地区配送企业的选择参差不齐。加上目前药品价格出现大幅下降，而配送费用实行按配送药品价格的 3%—10% 支付给配送企业，商业公司缺乏动力，配送企业的道德损害也就随之产生，最终导致基本药物缺货，不能及时到位。

（三）基本药物短缺问题时有发生

虽然截至 2011 年 1 月山东省所有乡镇卫生院均已经全部配备基本药物，并实行基本药物的零差价销售，但实施 3 年以来，乡镇卫生院基本药物配备、使用情况并不乐观，各项指标均存在较大的改善空间。现场调研中也发现，乡镇卫生院配备目录外药品，不实行零差价销售的现象严重，这直接影响了基本药物制度的顺利实施。究其原因，一是对基层医疗机构和医务人员的补偿与考核机制不健

① 王素珍：《农村基本药物流通安全研究》，《中国卫生事业管理》2010 年第 10 期。

全。基本药物制度实施后，原有的药品利润被取消，乡镇卫生院医务人员收入下降，但是随着制度的推行，乡镇卫生院医务人员的工作压力不断增加，然而现有绩效考核和绩效分配的激励作用不足，加之部分地区财政补助不能及时到位，导致多数乡镇卫生院医务人员对使用基本药物不积极、不主动。二是监管机制不健全，监管乏力。由于我国现行的药品使用的相关法律、法规和相关政策相对较少且较为陈旧，加之卫生行政部门和乡镇卫生院管理层所具备的管理资源有限，因而难以对乡镇卫生院医生使用基本药物的行为进行科学高效的监管。虽然部分地区出台了相关文件对乡镇卫生院医务人员使用基本药物的情况进行考核，但由于缺乏管理抓手，没有相应的奖惩措施，最终导致政策难以落地。通过对农村居民的定性访谈研究，得出"基层医疗机构买不到原来的常用药"的结论，与相关定量调查的结果相悖，进一步的深入访谈发现，大部分农村居民受价值观以及社会关系压力的影响做出了"基层医疗机构可以买到常用药"的回答，但是基层医疗机构经常存在常用药购买不到的情况。

三　基本药物制度实施后，基本药物价格明显降低，可负担性明显改善

（一）基本药物制度实施后，农村居民常用药品价格下降

基本药物制度实施后，农村居民常用药的平均 MPR 出现了一定程度的下降（$\Delta MPR = 0.67$）。部分药品如阿司匹林、尼莫地平、西咪替丁、阿米卡星、阿莫西林、阿奇霉素、布洛芬、甲硝唑、头孢呋辛、头孢曲松等的国内价格已经低于国际参考价格。但是仍有部分药品价格总体水平超过国际参考价格的 1.5 倍，需引起有关部门的注意。这表明基本药物制度的实施在一定程度上降低了卫生院门诊常用药品的价格。此外，在卫生院管理人员与医生视角下，基本药物价格也相对较低。

但由于制度处于运行的初期，尚有待完善，另外受到原材料价格变动等其他因素影响，所以部分药品价格虽有下降，但仍然较

高。总体而言，目前常用药的总体价格水平仍然高于国际标准，如依那普利、双氯芬酸钠、辛伐他汀的价格是国际参考标准的 10 倍以上，仍存在较大的下降空间。通过问卷调查发现，在管理者、医生以及农村居民中，认为基本药物价格较低的分别占 38.00%、49.30% 和 16.20%，认为基本药物价格出现下降的分别占 60.00%、78.70% 和 25.85%。定性访谈也发现，基本药物制度实施后药品价格出现一定程度的下降，但是仍有部分药品价格较高的现象。对农村居民的深入访谈发现，由于居民"认为这种调查会在一定程度上促进政策的优化，提供更多有利的政策"，受这种思想的影响做出了一些掩盖真实情况的回答，但是总体看来基本药物价格出现大幅下降。

经过访谈发现，常用药品价格的下降，主要是基本药物招标采购中"最低价中标"原则以及基本药物在卫生院的零差率销售导致的。基本药物招标采购中的"最低价中标"极大地压缩了药品的利润空间，砍掉了药价中的"虚高"成分，结合在卫生院的零差率销售，对于破除以药养医机制，降低患者药品负担，缓解"看病贵"问题具有重要的现实意义，也是实施基本药物制度的初衷之一。但是"最低价中标"的基本药物招标采购方式在降低药品价格的同时，也导致了多种问题的出现：一是基本药物"降价死"现象，药品价格的下降必然意味着生产商利润的减少，可能导致药品生产企业停产价格过低的基本药物，转而生产利润较高的替代药物，而目前针对某一品规的基本药物，只有一家制药企业生产，这就极易导致基本药物的"降价死"；二是部分药品如抗生素类药物、注射剂类药物价格的下降，可能导致这些药物的滥用以及过度医疗，对人民群众的生命健康产生不良影响；三是药品价格下降，部分药品生产厂商为保障利润，可能会降低基本药物的质量、疗效，使患者成为最终的受害者，进而使患者对基本药物产生不信任感，影响基本药物制度的实施。

本书研究发现，部分药品如阿司匹林、二甲双胍、阿奇霉素等，在基本药物制度实施前的价格就已经低于国际药品价格参考值，基本药物制度实施之后，其价格进一步下降，这虽然对于减轻患者就医负担具有积极作用，但有关部门也应高度重视价格过低给这类药品带来的负面影响。近期，政府对基本药物招标采购机制进行了完善，加强了对基本药物投标企业经济技术标的评审，在商务标评审中，采取措施对竞标价格明显偏低的药品进行综合评估，以避免恶性竞争。

然而通过文献研究以及定性访谈发现，基本药物制度实施后，药品价格出现"虚低"与"虚高"并存的现象。一方面，目前我国的基本药物招标采用"最低价中标"的模式，由于原材料与物流费用的上涨，出现中标价格低于成本的现象，部分企业被迫降低产量乃至停产，即出现基本药物"中标死"现象，如环磷酰胺、维生素D_2、糜蛋白酶针剂、维生素K_4等药品均面临上述现象；部分生产企业在低于成本的中标价格下勉强生产，为维持企业利润进而降低生产成本，导致药品质量下降，最终结果就是基层医疗机构的患者流向更高一级医疗机构，间接导致了患者就医负担的加剧。[1] 药品作为一种特殊的商品，质量的严格性是其首要的特性，过度强调药品的价格，只会导致药品质量的低劣。另一方面，基本药物制度实施后，也存在药品价格上升的现象，究其原因，主要是目前我国基本药物的定价方式为按成本定价，即政府部门通过药品生产企业上报的成本，制定统一的基本药物价格，但由于政府相关部门与企业，尤其是独家生产的药品企业之间的信息不对称，以及企业对于经济利润的追求，产生了较为严重的虚报成本现象，导致药品价格出现上升的局面。

（二）基本药物制度实施后，乡镇卫生院门诊药品收入总体呈下降趋势

基本药物制度实施以后，乡镇卫生院门诊药品费用出现显著下

---

① 李锋：《广州市社区卫生服务机构基本药物可获得性调查》，《中国卫生经济》2011年第8期。

降,门诊药占比也呈现下降趋势。表明基本药物制度实施后,由于实行药品零差率销售,确实减少了卫生院的门诊药品收入,基本药物制度在破除以药养医机制方面发挥了一定的作用。但是门诊药占比总体水平与世界其他国家相比依然较高,需要引起相关管理部门的重视。门诊药品费用以及门诊药占比的下降,一方面是由于基本药物制度实施后,药品零差率销售,药品销售价格下降明显;另一方面是基本药物制度实施后,卫生院医务人员的门诊处方用药行为有所改善,用药行为趋于合理,导致卫生院门诊药品费用出现下降。

(三) 低收入者基本药物的可负担性仍然较差

虽然基本药物制度实施后,农村居民的用药负担出现了明显的下降,15 种药品单疗程花费均小于中高收入者的日收入,另外高达 58.34% 的农村居民认为药品费用负担大幅下降。然而对于低收入者,虽然用药负担也出现了大幅的下滑,但是仍有 5 种药品单疗程花费高于低收入者的日收入。甚至存在部分药品在基本药物制度实施后,单疗程花费相当于低收入者 3 天收入的现象,即常用药对于低收入者用药负担的下降空间仍然较大。尤其是对于低收入者,慢性病与急性病治疗药品单疗程的药品花费均高于其日收入,并不具有良好的可负担性,定性访谈也验证了上述研究的结论。究其原因,一是由于基本药物多是价格低廉的药品,实行零差率所降低的药品价格在医药费用中所占比例有限;二是目前社会对于低收入者的补助不到位,虽然针对贫困人群的城乡医疗救助制度在不断完善,但是各地对于低收入者具体的补助标准、补助方式并不一致,导致低收入者无法获得有效的政府支持;三是基本药物的定价模式不完善,未能有效地减轻低收入者的用药负担。

(四) 慢性非传染性疾病药品的价格相对较高,可负担性仍有待改善

由以上分析可以发现,基本药物制度实施后,慢性病治疗药品的价格出现一定程度的下降,药物可负担性有所改善。但是与急性

病治疗药品相比，慢性病治疗药品的价格下降幅度明显低于急性病治疗药品的降幅，尤其是二甲双胍、依那普利、双氯芬酸钠、硝苯地平、辛伐他汀、布洛芬等部分慢性非传染性疾病的治疗药物，其零售价格仍远远高于国际参考价格的 1.5 倍。慢性病单疗程基本药物花费相当于日收入的倍数下降幅度对于中高收入者和低收入者分别为 0.08 和 0.29，远低于急性病治疗药品的 0.77 和 2.80。目前随着疾病谱的转变，慢性病的患病率呈现逐年上升的趋势，近年来我国每年新增 100 万例慢性病患者；加上慢性病具有病程长、易复发和治疗周期长等特点，其治疗费用正在逐年上升，据统计，2012 年慢性非传染性疾病在中国所有疾病经济负担中占比约为 69%[①]，若不及时采取措施，其造成的社会经济负担将逐年加重。

四　基本药物制度的实施促进了乡镇卫生院的合理用药，但问题仍然较多

（一）乡镇卫生院门诊处方常用药品中基本药物的比例增加

基本药物制度实施后，乡镇卫生院门诊用药销售额前 50 位的药品中，基本药物种类所占比例、抗生素药物种类所占比例以及注射剂药物种类所占比例均出现不同程度的上升，而中成药所占比例有所下降。这主要是由于基本药物目录的制定着眼于基层用药、常用药，常用的抗生素、注射剂药物入选基本药物目录并且价格相对较高，因此在卫生院销售额前 50 位的药品中，抗生素以及注射剂类药品所占比例增加，中成药比例下降。此外，这也与基本药物制度处于运行的初期，基本药物目录尚未完善有一定的关系。

基本药物制度实施后，乡镇卫生院门诊用药销售额前 50 位的药品中基本药物所占比例虽有所上升，但仍未达到 100%，主要原因是在基本药物政策运行初期，各县（市、区）出台了一系列过渡政策，而在本书进行研究时，部分县（市、区）的过渡政策尚未完全停止，卫生院在过渡期内仍可以销售部分非基本药物。2012 版的国

---

① 马海燕：《慢性病占中国疾病负担约 7 成》，《中国新闻网》2012 年 7 月 20 日。

家基本药物目录出台，对 2009 版的基本药物目录进行了修改与完善，根据各级医疗机构的反映，增加了化学药品 112 种，中成药 102 种，地方卫生行政部门制定的过渡政策目录中的药品，已基本上全部进入 2012 版基本药物目录，常用药品中基本药物比例大幅升高。

（二）乡镇卫生院门诊处方费用总体水平下降

基本药物制度实施后，乡镇卫生院门诊单张处方费用水平大幅下降，金额在 100 元以上的"贵处方"所占比例也有所下降。结合定性访谈资料得知，门诊单张处方费用水平的下降主要得益于基本药物制度实施后药品的零差率销售，以及各地与基本药物制度配套实施的对卫生院及卫生院医生处方的检查考核制度。基本药物制度实施后，药品零差率销售，直接降低了处方药品费用，砍掉了医务人员因逐利而产生的开具"贵处方"的积极性。此外，各地区卫生行政部门均制定了配套的医疗机构及医务人员检查考核制度，将处方费用水平纳入卫生院自我考核或卫生行政部门考核的范围内，直接促进了门诊处方费用的降低。基本药物制度实施后，科室"创收"不再作为考核指标，这为门诊单张处方费用的降低扫清了重大障碍，卫生院医生为追求更为和谐的医患关系，吸引并留住患者，开始主动降低处方费用。但是由于基本药物制度处于运行的初期，受限于制度的完善性、政策执行的力度以及医务人员的意识等因素，所以仍有地区存在"贵处方"现象。

（三）卫生院门诊处方用药合理性有所改善，药物滥用明显减少，处方书写质量显著提升

基本药物制度实施后，乡镇卫生院门诊单张处方用药品种数减少，用药超过 5 种的处方占比也有所下降。访谈发现，处方用药品种数减少的主要原因是，基本药物制度实施后，乡镇卫生院医务人员没有了"创收"的压力和动力，而处方用药品种数也成为卫生部门对卫生院医务人员进行考核的内容，各种因素的共同作用使卫生院门诊单张处方用药品种数减少。但是受限于基本药物制度及相关

配套措施的实施时间以及政策的完善性，并未完全消除卫生院的"大处方"现象。

基本药物制度实施后乡镇卫生院门诊处方中，抗生素处方使用率、激素类药物处方使用率均有所下降，基本药物处方使用率与药品通用名使用率有所上升。分析显示，抗生素处方使用率与药品通用名使用率已经达到发展中国家47%和70%的平均水平①。处方书写清晰度和处方书写完整度也得到较大提高。主要原因，一方面，基本药物制度实施后，抗生素、激素、注射剂等药品使用率被纳入医务人员的考核范围，同时卫生部也出台《抗菌药物临床应用管理办法》（卫生部令第84号）等一系列措施，加强对基层医疗机构医务人员处方用药及书写的监督考核力度。另一方面，随着基本药物制度的全面铺开，大多数卫生院医务人员的合理用药意识也逐渐增强，开始有意识地控制抗生素等药物使用。促进卫生院门诊处方合理用药是实施基本药物制度的目标之一，而卫生院医务人员的合理用药也必将反过来促进基本药物制度在基层医疗机构的推广。

基本药物制度实施后，乡镇卫生院门诊服务平均用药咨询时间（指每例病人接触处方医师的平均时间，不含候诊时间）、平均药物调配时间（指每例病人接触发药药师的平均时间，不含等候时间），这两个指标优于国际参考值，表明医务人员与患者之间能够拥有较为充足的时间进行交流。产生这一现象的原因，主要是基本药物制度实施后，部分以前的常用药不在目录范围内，医务人员和患者对进入目录的基本药物不太熟悉，增加了医生选药及药事人员发药时向患者解释的时间。另外，通过对卫生院医务人员的访谈发现，基本药物制度实施后，患者合理用药意识的增加，以及医生对和谐医患关系的追求，都促进了医患之间的交流，使医生接诊时间和药师发药时间增加。但服务时间的过度增加同时也意味着服务效率的降

① 刘建美：《合理用药调研指标的应用和研究现状》，《中华医院管理杂志》2010年第11期。

低，相信随着基本药物制度的进一步推广以及医务人员对基本药物
制度熟悉的加深，乡镇卫生院平均用药咨询时间和平均药物调配时
间都将进一步减少，在保证医患沟通的基础上，服务效率将得到
提高。

（四）乡镇卫生院处方用药合理性水平仍有待提高

基本药物制度实施后，卫生院门诊处方用药情况虽有所改善，
但抗生素处方使用率以及注射剂处方使用率仍然较高，远远高于国
际参考值。产生这一问题的原因包括：一是长久以来的历史积累问
题。注射剂以及抗生素使用率居高不下，是我国卫生领域一直存在
的问题。其产生的主要原因：一方面是医务人员自身业务水平不足
导致的用药行为不合理；另一方面是以药养医机制下，医务人员长
期诱导患者需求所形成的不合理用药习惯。基本药物制度在乡镇卫
生院实施时间较短，虽然在一定程度上起到了改善医务人员用药行
为的作用，但是医务人员长期形成的用药意识以及用药习惯并不能
够在短时间内得到根本改变。二是部分患者长期以来形成的不良用
药习惯。调查发现，相当一部分患者（41.2%）到药店买药时会主
动购买抗生素，而卫生院医生也表示遇到的患者中20%左右会主动
要求使用抗生素，18%左右会主动要求使用注射剂，患者的这种要
求无疑加剧了抗生素和注射剂的滥用。三是部分地区采取根据基本
药物销售量对医务人员进行的绩效考核方式，这虽然能够促进基本
药物的使用与推广，但也在无意中助推了抗生素及注射剂的过度使
用。注射剂以及抗生素的过度使用，严重影响着居民的健康，社会
各界应借此基本药物制度推行之际，共同努力，采取有力措施予以
解决。

目前乡镇卫生院门诊处方基本药物使用率距国际参考值还有一
定差距，更未达到100%。主要是基本药物制度处于运行的初始阶
段，各个地区政府出台的过渡政策尚未停止，部分卫生院仍在政策
范围内销售部分非基本药物，并且部分卫生院处方中的中药饮片较
多，因此导致乡镇卫生院处方药物中基本药物比例不高。2012年，

国家相关部门对 2009 版基本药物目录进行了调整，增加了许多基层反映的短缺药品，形成了 2012 版基本药物目录，而各地乡镇卫生院在过渡时期允许销售的药品已经基本上纳入新版的基本药物目录，门诊处方基本药物使用比例将大幅提高，接近 100%。

（五）管理因素是卫生院门诊处方用药合理性最主要的影响因素

经单因素回归分析、因子分析和路径分析发现，影响卫生院门诊处方用药的因素主要包括医生评价因素、管理因素和患者要求因素三个方面。其中医生评价因素包括了医生对基本药物质量的评价、对基本药物疗效的评价以及医生对基本药物相关药品制度执行情况的评价，其直接效果值最大且为正，表明医生对基本药物质量、疗效以及基本药物相关药品制度执行情况的评价越高，其用药合理性越好。这与访谈的结果一致，访谈中发现，由于部分基本药物价格过低以及基本药物生产厂家多为中小型企业，相当一部分卫生院医务人员对基本药物的质量、疗效认同度不高，为了保证治疗的效果，也为了避免医患冲突的发生，医务人员采取了开具过渡政策目录中的药品、抗生素药品、注射剂药品，多开药物等自我保护性的医疗措施。而多数医生也表示基本药物政策及其相关配套政策的实施，加强了自身对基本药物政策的了解，以及对合理用药的重视，在日常工作中也有意识地改善自己的用药习惯，用药合理性情况较以前大有改观。

管理因素对卫生院医务人员门诊处方用药合理性影响的综合效果值最大。它主要包括医生对收入的满意度、基本药物制度实施时长以及基本药物相关培训次数。医务人员对收入水平的满意度越高，卫生院基本药物制度实施的时间越长，基本药物相关培训次数越多，其医务人员受制度影响越大，所以用药行为的改善就越明显。分析发现，管理因素对门诊处方用药合理性的影响有两种方式，一是直接对处方用药合理性产生了影响，二是通过医务人员对处方用药合理性产生了影响。这也与访谈的结果一致，访谈中发现，基本药物制度实施时间越长、进行基本药物相关培训越多的卫生院医务人员对门诊处方的合理用药越重视。基本药物制度实施后，卫生行政部门的配套政策规定，卫生院医务人员的工资主要由卫生行政部门拨款，因此对工资收入的满意度越高的医务人员，对基本药物制度及其政策越支持，其用药合理性也就越好。

患者不合理的用药要求也是导致医务人员用药不合理的一个因素。长期以来，受到自身医学知识的局限性以及医务人员为追求经济利益而进行的不合理的用药教育影响，患者形成了不科学的用药意识和用药习惯。一方面，大部分患者在就诊时往往希望"药到病除"，因此主动要求使用抗生素、注射剂等见效快的药品或给药方式，力求尽快治愈疾病。另一方面，在过去"以药养医"机制背景下，医务人员为追求经济利益，对患者进行诱导消费，灌输不合理的用药意识，鼓励其多买药、买贵药，助推了患者不合理用药意识及用药习惯的养成。近年来，患者对于自身权益的保护意识增强，而对医学知识的认知却仍然有限，面对患者的不合理用药要求，为避免医患冲突的发生，在对患者短时间内没有太大不利影响的前提下，部分医务人员选择了按患者要求开药。

除以上因素影响到医生的门诊处方用药外，在访谈中还发现，电子处方系统也对医生门诊处方用药情况有较大的影响。部分医务人员及管理者反映，基本药物制度实施后，许多以前的常用药并未进入目录中，医务人员对基本药物的熟悉程度还不高，因此对于基本药物目录中药品的分级使用，卫生院医务人员还需要一定的时间来学习和适应。另外，卫生院现有的药事服务人员短缺且技术水平有限，难以有效完成其审核处方用药的工作。而电子处方系统可以有效地解决这一问题。一方面，利用电子处方系统，卫生管理部门可以设定不同类别医生的药品使用权限，对于超出使用权限的药品，医生无法将其输入处方，从而出现控制药物滥用以及越级使用问题。另一方面，引入电子处方系统后，处方书写清晰以及完整情况将得到改善，广受患者诟病的处方字迹"医生体"问题将得到彻底解决。

五 国际比较分析显示，我国药物可负担性相对较好

由以上分析可知，纳入研究的 4 个国家中，药物可负担性最优的是我国，其次为印度，合理用药方面最优的为巴基斯坦，各个国家在基本药物可及性方面均存在一些问题，也积累了许多值得借鉴的经验。

在巴基斯坦，许多本地乃至合资的制药公司，把生产能力集中在一些利润丰厚、价格昂贵的药品生产上，人为地制造药品短缺[①]，这也是导致巴基斯坦的药物可获得性较差的原因。相关统计显示，在非洲国家，50%—60% 的民众不能获得基本药物[②]，在也门与乌干达，药物可获得性也较低，分别为 5% 和 13.84%，这主要是由于目前非洲国家缺乏国家药物政策和法规，药物不合理使用，资金不足，人力资源短缺等[③]。

为提高基本药物的可负担性，印度初级医疗保健中心及各医院门诊部都建立了标准治疗指南，该指南的应用不仅限制了药品费用的支出，还明确了疾病治疗的标准，药物的可负担性以及合理性也明显改善。[④] 此外，还引入药物经济学原理进行政策执行效果的评估，并及时进行政策完善。为促进基本药物的可获得性，印度已建立了药品检测信息系统，管理中心通过药物贮存目录查看各医院信息，纠正用药不平衡现象，保证药物在医院不过期及 24 小时内将紧缺药物送到医院。[⑤] 该项信息系统的建设，一方面保证了药品及时配送到达医疗机构；另一方面医疗机构的药品使用情况也受到一定程度的监督，促进了药品的合理使用。在我国，虽然部分地区已在

[①]　《满足民众需求，发展中国家积极推行基本药物制度》，2009 年 9 月 3 日，http://www.chinadaily.com.cn/zgzx/yigai/2009 - 09/03/content_ 8650087. htm。

[②]　Tetteh E. K. , "Providing Affordable Essential Medicines to African Households: The Missing Policies and Institutions for Price Containment", *Social Science and Medicine*, Vol. 66, No. 3, 2008, pp. 569 - 581.

[③]　Seoane - Vazquez E. , et al. , "Access to Essential Drugs in Guyana: A Public Health Challenge. " *Health Plan Manage*, Vol. 25, No. 1, 2010, pp. 2 - 16.

[④]　赵静：《国外基本药物政策解析及借鉴》，《中国药业》2010 年第 12 期。

[⑤]　孙静：《WHO 基本药物概念与国家实践》，《中国卫生政策研究》2009 年第 1 期。

小范围内建立了药品供应信息系统，但是并未取得显著的效果，尤其是在广大农村基层医疗机构。

第二节　政策建议

由上述讨论可知，影响乡镇卫生院基本药物可及性的障碍性因素涉及基本药物的遴选、生产、流通、使用、定价、报销以及监管各个环节，患者对基本药物有质量可靠、供应及时、价格低廉的要求，供应企业则更为关注如何在取得基本药物生产、配送资质后的利润获取或市场占有等，由于各方利益诉求的差异，基本药物制度在实施过程中遇到了一些问题，在一定程度上影响了基本药物的可及性。因此，本书将从基本药物的遴选、生产、流通、使用、定价、报销以及监管各个环节提出提高基本药物可获得性、改善可负担性以及促进合理用药的策略与措施。

一　基本药物遴选环节

（一）引入药物经济学遴选基本药物

WHO 基本药物示范目录的遴选、修订及推广程序的核心是一套证据收集、循证评价、外部审评的公开透明制度。目录中绝大多数药品的入选都有系统评价等高质量证据支持，但我国基本药物目录中部分药品的入选缺乏足够的高质量证据支撑[1]。2009 版《国家基本药物目录》建立了药物成本—效益经济评价制度，不断优化基本药物品种、类别与结构比例，虽提及采用循证医学和药物经济学方法[2]，但存在遴选的标准不够合理，遴选结果受主观成分影响较大，遴选原则不能切实落到实处，可操作性不强，遴选的透明度不高、证据不足等问题[3]。药物经济学能够将药物的安全性、有效性和经

---

① 李远：《我国基本药物遴选原则及遴选方法浅析》，《中国药房》2013 年第 12 期。
② 虞哲敏：《国内药物经济学研究概述》，《中国现代医药杂志》2008 年第 5 期。
③ 郭莹：《浅析国外基本药物目录遴选的成功经验》，《中国药事》2013 年第 4 期。

济性这几个方面纳入其评价体系中，可对药物的安全性、有效性和经济性进行一个综合、客观、公正和科学的评价，从而遴选出"适应基本医疗卫生需求、剂型适宜、价格合理、能够保障供应、公众可公平获得的药品"①。因此，基本药物遴选的过程中应细化遴选原则，增强可操作性，提高遴选工作的透明度，逐步完善循证医学尤其是药物经济学评选标准，确保基本药物的"临床必需，安全有效，价格合理"。

（二）中西药并重，丰富基本药物的品种、优化基本药物目录

基本药物制度实施后，卫生院门诊常用药品中抗生素以及注射剂类药品所占的比例有所上升，这在一定程度上增加了抗生素及注射剂滥用的可能。相关部门应对基本药物目录药品结构进行优化，适当增加非抗生素、非注射剂类药品的比例，适当增加中成药的种类，在减少抗生素、注射剂使用可能的同时，促进中医药产业的发展。

此外，尤其应增加基本药物目录中慢性病药品的品种，并提高其报销比例。近年来，慢性病造成了严重的疾病经济负担和疾病风险②，已成为我国居民面临的主要卫生问题。据有关统计，城镇居民因慢性病住院一次，至少花去年人均收入的一半，而对于农村居民将至少花去人均年收入的 1.5 倍；另据统计，慢性病已经取代流行性传染病，成为导致我国人口死亡的第一原因③。山东省作为我国的第二人口大省，2010 年 60 岁以上人口 1413 万人，占 14.75%，高于全国 13.26% 的水平。据预测，到 2015 年，山东省 60 岁以上

---

① 李易平：《国家基本药物目录与药物经济学的相关问题分析》，《中国执业药师》2009 年第 2 期。

② 陶立波：《农村居民慢性病疾病经济负担与风险研究》，《中国卫生经济》2007 年第 11 期。

③ 《卫生部部长称中国慢性病死亡率达 85% 以上》，2011 年 12 月 1 日，http：//news. 163. com/11/1201/08/7K64M0FE0001124J. html。

老年人口总量将增加到 1900 多万人，占总人口的比例将达到
19.70%[①]，伴随人口老龄化而来的慢性病患病人数增加必将带来严
重的疾病经济负担。因此，鉴于慢性病严重的经济负担以及较高的
疾病风险，应积极建立多渠道的慢性病补偿机制，对于价格高、用
量大的慢性病药品，适当提高新农合的报销比例，加大政府的补偿
力度，增加基本药物目录中慢性病用药的品种，达到切实缓解慢性
病的疾病经济负担，进而降低疾病经济风险的目的。

二　基本药物定价、招标环节

（一）　制定科学合理的基本药物定价策略

目前我国基本药物的定价策略为按成本定价，该定价策略存在
"虚高定价" 以及 "虚低定价" 弊端，无论是 "虚高定价" 还是
"虚低定价"，与国家基本药物制度保障群众基本用药需求的目标均
是相悖的。目前大多数国家的基本药物定价采用的是公平定价策
略，即根据收入水平确定基本药物的支付价格，低收入者为基本药
物支付较少的费用并且对基本药物具有可及性。[②] 我国的基本药物
定价应借鉴国外经验，综合考虑所有人群，特别是低收入者的用药
需求，科学测算，制定科学、合理的基本药物定价体系，进而有效
降低低收入者的用药负担，目前差别定价被认为是促进基本药物公
平定价的有效策略。

（二）　完善基本药物的招标采购机制

基本药物制度实施以来，作为其起始环节的药品招标采购存在
许多亟待解决的问题，如招标环节相关配套政策不完善，缺乏行业
监管等，相关部门应加快基本药物相关配套政策的出台，制定统
一、科学、可量化的基本药物生产企业综合评价指标体系，促进基

---

① 《山东步入老龄化社会，老人比重超过全国平均线》，2011 年 12 月 1 日，ht-
tp://roll.sohu.com/20121209/n359917743.shtml。
② 贾洪波：《基本药物公平定价策略的国际经验及启示》，《价格理论与实践》2011
年第 4 期。

本药物的遴选回归"质量优先，价格合理"①。

针对由于招标机制不完善而导致的基本药物价格不合理以及质量不达标的现象，一方面，药品监管部门应加强监管，对于恶意竞标、药品质量不达标的基本药物生产企业进行严惩，保障基本药物质量，促进基本药物制度在基层医疗机构的顺利实施，切实减轻群众负担，保证基本药物的可及性。另一方面，应适当限制基本药物价格底线，以保证企业在基本药物生产中的成本投入，从而保障基本药物的质量。

（三）优化"最低价中标"原则

目前我国的基本药物招标仍为"双信封制"，即商务标与经济技术标并存，商务标的实施原则为"最低价中标"。部分生产企业为了中标，以低于成本的价格投标，导致药价与成本"倒挂"，最终不得不放弃生产，即出现"中标死"现象，严重影响了基层医疗机构医疗服务的开展。因此，应逐步细化、优化商务标相关标准，允许基本药物价格在一定范围内浮动，保证生产企业一定的利润。一方面，有利于促进生产企业的生产积极性，保证基本药物的足量供应；另一方面，对于提高基本药物的质量具有重要的意义。

三 基本药物生产、流通环节

基本药物制度实施之后，生产和流通环节扭曲，基本药物"中标死"的现象屡屡出现，为保证基本药物的生产供应，国家把保证基本药物的生产供应纳入"十三五"医药行业发展规划，以鼓励和规范基本药物生产、流通，建立完善、科学、高效、可持续的药品生产流通网络。

（一）加强对药品生产与配送企业的规制，保障基本药物及时足量供应

基本药物制度实施后，部分基本药物出现了"中标死"以及配

---

① 高君：《基本药物招标采购要回归"质量优先，价格合理"原则》，《首都医药》2012 年第 7 期。

送不及时的现象，该现象已经严重影响了乡镇卫生院的业务开展，因此对于基本药物生产与配送企业的规制显得尤为必要。对于基本药物生产企业的选择，目前实施的仍是"双信封制"。从运行来看，商务标所占比重较大，虽然政策规定了经济技术标的明确标准，但是缺乏具体可操作的评价指标与各评价指标权重。因此应进一步量化经济技术标，增加药品质量评价相关指标及其分值比重，加快实施新版 GMP，完善基本药物质量评价标准和评价办法。根据《关于建立国家基本药物制度的实施意见》与《国家基本药物采购配送的若干规定（暂行）》，完善基本药物配送企业的遴选机制，引导药品生产企业和基层医疗机构合理选择配送企业，保证基本药物的及时足量供应。同时，建立诚信记录和市场清退制度，对违反合同出现质量不达标、不按时供货的违规企业，一律记录在案，并向社会公布。

（二）引入现代物流配送企业

基本药物制度实施后，部分中标配送企业由于其服务半径和成本问题无法进行基本药物的配送，一些地方医药公司挂靠中标配送企业进行转配送，由于该配送企业与基层医疗机构以及地方卫生监管部门建立的长期合作关系，进而导致"寻租"行为的产生，扰乱了正常的药品配送秩序，在一定程度上阻碍了基本药物的及时足量到位。因此，应逐渐规范目前基本药物配送企业小而散的局面，引入现代物流配送企业，提高基本药物配送的规模化与信息化水平。国务院办公厅《关于巩固完善基本药物制度和基层运行新机制的意见》明确提出，"要做好偏远、交通不便地区的药品配送服务。充分发挥邮政等物流行业服务网络覆盖面广的优势，支持其在符合规定的条件下参与药品配送"。

四　基本药物使用、报销环节

（一）管理制度方面

第一，完善基本药物政策设计，将"上限"政策改为"底线"政策。基本药物制度规定政府举办的基层医疗机构要求全部配备和使用基本药物，是一项"上限"政策，一方面，由于全部取消药品加成，乡镇卫生院主要的经济来源丧失，提供基本医疗服务的积极性下降，导致一部分乡镇卫生院进入"僵尸"状态。另一方面，由于乡镇卫生院不允许配备非基本药物，同时面临基本药物目录品种不全的问题，导致基本药物可及性受到影响。因此针对政策设计中"上限"政策存在的先天缺陷，建议将"上限"政策改为"底线"政策，即由"只能配备和使用基本药物"改为"必须配备和使用基本药物"，允许乡镇卫生院配备一定比例范围之内的非基本药物，以补充基本药物目录的不足，避免基本药物制度的实施长期处于"早期失效"阶段，保证其顺利过渡到"偶然失效"阶段，减缓基本药物制度实施带来的负面非预期影响。

第二，应建立健全乡镇卫生院门诊用药监督管理的体制机制，明确各部门职责，加大对门诊用药的监管力度，增加监管措施的透明度。目前部分乡镇卫生院虽然成立了药事管理委员会、药剂科等药事管理部门，也制定了处方评审等管理制度，但是流于形式，没有达到实际效果。药事管理部门往往仅负责药品的采购、统计等日常事务性工作，而对医生处方用药的监督检查却以"没有时间""没有权限"等各种理由推脱。另外，部分乡镇卫生院虽然采取了改善门诊用药情况的措施，但信息公开环节极不完善，透明度很差，而且相应的处罚力度也较小，所以不能进行有效的信息反馈，改善门诊用药情况的目的难以达到。乡镇卫生院管理者应完善医务人员用药行为的监督机制，明确部门、人员责任，使药事管理部门的职责得到全面履行。

第三，转变经济利益导向，逐步培养医务人员合理的经济期望。尽管将基本药物零差率销售以及医生处方情况纳入人员绩效工资制度在一定程度上减少了医生处方行为的利益动机，但部分地区按基本药物销售量进行财政拨款的财政补偿方式，以及医务人员更高的收入预期削弱了上述措施的影响力。卫生行政部门应加强对基本药物制度的宣传，加强对乡镇卫生院医务人员的教育，改变其经济利益为导向的陈旧观念，使其主动减少不合理用药行为。

第四，加强处方管理制度的执行力度，规范医师的处方行为。基本药物制度实施后，乡镇卫生院的利益链条被切断，加上基本药物制度实施初期，医生普遍反映基本药物疗效较差，因此医师处方基本药物的积极性受到一定程度的影响。然而在医师与患者之间的委托代理关系中，由于信息不对称，医师受利益驱动很可能在处方中大量使用抗生素、注射剂以及高价药以获取较高利润。在缺乏有效监管和约束机制的情况下，这种行为不仅造成了一定程度的资源浪费，也影响患者对于基本药物的可获得性，是不合理用药的根源之一。因此，规范医师的处方行为是关键，逐步完善乡镇卫生院医生考核机制，削弱医师对药物过度利用、不合理利用的经济激励，同时要以患者治疗情况、基本药物使用率以及合理用药水平的总体效果综合考核医师业绩，使医师的关注点从药物转向患者与适宜医疗行为的开展。同时，加强对医师处方行为的评价监督和约束来确保处方用药合理、有效；借鉴发达国家经验，逐步完善医师处方用药信息系统，并进行及时反馈，指导临床用药规范。

第五，引入处方预算管理。处方预算管理是指在处方行为发生之前将处方费用预付给医生，并结合奖惩等激励措施，以限制处方费用。医生为控制处方费用，会尽量使用成本效果好的药物，保证最佳治疗效果，进而有效降低处方费用。可以针对乡镇卫生院不同科室、不同职称、不同资历医生，根据其以往处方情况制定处方预付金额，以减少医务人员开"大处方"和"贵处方"的概率。

第六，有条件的乡镇卫生院可以引入电子处方系统以及合理用药审方系统。调查显示，实施电子处方的卫生院门诊合理用药情况明显好于未使用电子处方的卫生院。但是电子处方系统费用较高，有条件的地区和卫生院可以在卫生行政部门的资助下引入电子处方系统以及合理用药审方系统，以此提高医务人员用药的合理性。

（二）医务人员方面

第一，加强对医务人员的基本药物政策宣传工作。加强对医务人员有关基本药物制度及其相关配套政策措施的培训，进一步提升医生对于处方合理用药以及基本药物制度的认识水平。同时，医生也要积极转变原有的处方用药习惯，适应基本药物制度对处方医生提出的新要求。另外，随着基本药物招标采购机制的逐步完善以及《国家基本药物目录》（2012 年版）的颁布，基本药物目录中药品种类不足、药品疗效差、生产厂家不诚信的问题将得到有效解决，也必将在一定程度上促进基层医疗机构的处方合理用药。

第二，医务人员应主动加强有关基本药物和合理用药方面的自主学习，提高对合理用药重要性的认识。卫生院医务人员应积极争取参加相关培训的机会，同时积极自主学习基本药物及合理用药的相关政策，提高自身对政策的认知程度，自觉遵守基本药物制度的相关规定，按照科学合理的要求开具处方，提高自身处方用药的科学性、合理性。

第三，卫生院医务人员应积极转变原有的旧思想，深刻理解基本药物制度的重大意义，配合基本药物制度的推广。目前基本药物制度处于运行的初期，相当一部分医务人员仍然坚持"以药养医"的旧观念，对基本药物制度理解度、支持度不够。医务人员应积极转变思想，不断改进自身医疗行为，尽快适应基本药物制度，从而实现基层卫生服务的科学、可持续发展。

第四，医务人员应加强对患者的教育引导，逐步改变患者不合理的用药意识及用药行为。乡镇卫生院医务人员在为农村居民治疗疾病的同时，应大力宣传基本药物制度并对患者进行合理用药教育，尤其要重视对青少年的合理用药教育，使他们从小形成科学的用药意识与用药习惯，进而对其家人产生影响，从而大大减少患者的不合理用药需求。

（三）患者方面

第一，患者应加强自身对医学知识的了解程度。由于信息的不对称，患者在医疗服务活动过程中，处于弱势地位，同时，也正是患者医学知识的匮乏，导致患者不合理用药要求的增多。患者可以通过自我学习以及参加卫生院组织的健康教育等形式，提高自己对疾病、药品的了解程度，一方面可以提高自我保健水平，另一方面可以改变不合理的就医期望，同时提高对合理用药重要性的认识，自觉减少不合理的用药要求。

第二，患者应将自身了解的有关药品使用方面的相关知识与家人、朋友共享，促进周围人群合理用药水平的共同提高。患者能够获得用药知识的途径有限，通过加强患者与患者之间、患者与家人之间有关药品使用问题的交流，可以有效地提高患者对药品的了解程度，减少药品的不合理使用。

第三，患者应对医务人员的门诊处方行为进行监督，并及时反馈。患者在就诊过程中如发现医务人员存在滥用抗生素、注射剂、"大处方""贵处方"等行为，应及时向乡镇卫生院相关管理部门或卫生行政部门反馈，对不合理的用药行为形成威慑，以预防不合理处方用药行为的发生。

五 基本药物监管环节

基本药物从生产到使用过程中的各个环节涉及政府相关部门、药品生产企业、配送企业、医疗机构、医生以及患者等各个利益相关者，因此为避免"寻租"行为的产生，对各个环节的监管尤为必要。药品监督管理部门应加强对基本药物生产、配送企业的监管，保证基本药物的及时足量供应；各地卫生行政部门也应加强对各乡镇卫生院的监督与检查力度，对于私自购销非基本药物的行为进行严厉打击，确保基本药物货款的及时返还，同时卫生行政部门也应加强对基层医疗机构的考核力度，提高基本药物的可获得性，促进基本药物的合理使用。

六 其他相关措施

(一) 加强各部门合作，建立完善的组织体系

作为一项国家政策，基本药物制度的实施有赖于完善的系统为其提供组织保障，在制定政策后还要有从上到下、从始至终的行动力。然而目前，在我国基本药物制度的实施过程中，存在"九龙治

水"的问题。各个部门分工不清、责任不明、缺乏合作的情况，导致从药品的招标、生产、采购、配送到药品的使用等各个环节出现问题。因此，建立卫生行政部门与其他政府部门之间、卫生行政部门与乡镇卫生院之间的有效协调机制，明确分工与责任，是基本药物制度实施的关键。

（二）提高政策调整的及时性与灵活性

与印度德里地区不同，我国基本药物制度自2009年实施以来，其成效并不显著，且存在一系列问题。如针对目前出现的招投标采购机制的问题，缺乏对药品生产企业和药品质量的统一评价指标体系，导致药品质量不达标，进而影响药品的合理使用；药品生产与配送企业之间的利益冲突导致药品配送不及时。此外，通过定性访谈发现，目前基本药物目录并不能满足医疗机构的用药需求，尤其是对于规模较大的中心卫生院以及有特色专科的医疗机构，药品品种的不足严重影响了其正常工作的开展。因此，针对政策实施过程中出现的问题，应及时进行评估，建立一套灵活的反馈机制，根据评估效果及时进行政策调整，建立高效机制，保证基本药物制度的顺利实施。

（三）提高基本药物政策的约束力及对政策的执行力度

基本药物制度的实施是卫生院门诊药品费用下降、门诊用药情况改善的主要原因，维持政策的持续性对于减轻居民药物负担、保障用药安全具有重要的意义。目前，大部分地区基本药物制度执行情况较好，门诊药品费用及门诊药占比均出现下降趋势。但是目前基本药物制度正处于政策运行的初级阶段，政策效果尚未得到有效巩固。卫生行政部门在对基本药物制度进行优化完善的同时，应制定并完善相关法律法规，提高基本药物制度的约束力，以促进基本药物制度的推广，进一步降低药品价格，减轻居民疾病经济负担，保障居民用药的安全有效。

（四）加强信息系统建设

基本药物制度实施后，药物可及性的改善效果显著，但是与世界其他发展中国家相比，在信息系统的建设方面仍存在许多亟待解决的问题。目前，部分地区虽已经建立了相应的医疗信息系统，但是其覆盖面与信息化程度有待改善，尤其是在基层，由于医疗机构分布相对分散，信息系统的建设仍面临较大的困难。药品信息系统应与医疗信息系统的建设相统一，在此基础上，逐步完善药品电子监管体系，同时，利用卫生信息化建设成果，结合医改信息直报、基本药物集中采购使用、基层医疗卫生机构管理等信息系统建设，加强药品监测平台建设，提高监测评价效率和质量，全面掌握制度实施成效以及在实施过程中遇到的困难和问题，为完善国家基本药物制度提供决策依据和循证依据。

第九章　研究结论与展望

第一节　本书的主要结论与创新

一　主要研究结论

本书以课题组编制的相关调查问卷、访谈提纲为研究工具，对山东省济南、济宁、日照 3 市 11 个县（市、区）的 42 家乡镇卫生院，以及 595 户 1941 名农村居民进行了现场调查。通过客观指标分析，管理者、医生以及农村居民评价的定量研究，同时结合对卫生行政部门管理者、卫生院管理者、卫生院医生、农村居民以及基本药物生产流通企业管理者的定性访谈，从"供方—需方—管理方"的视角对乡镇卫生院的基本药物可获得性、可负担性以及合理用药情况进行分析。基本药物制度实施后，基本药物可获得性情况有所改善，但基本药物到货及时性及使用情况并不乐观；基本药物价格出现下降，但仍存在部分药品价格高于国际参考值；基本药物可负担性有所改善，但是对于低收入者，药物负担仍然较高；合理用药各项指标值出现改善，但是与发展中国家平均水平以及国际参考值相比，仍有部分指标有待改善。通过数据三角测量发现，客观数据研究以及供方、需方、管理方的定量与定性调查之间总体来看相互印证。运用扎根理论与路径分析，结合利益相关者分析，发现影响乡镇卫生院基本药物可及性的利益相关者主要涉及政府相关部门、基本药物生产流通企业、乡镇卫生院、医生以及农村居民。综上所述，基本药物制度实施后，基本药物可及性虽然有所改善，但仍存在较大的改善空间。因此，结合影响基本药物可及性的各利益相关者分析从基本药物的遴选、生产、流通、使用、定价、报销以及监管等各个环节提出提高基本药物可获得性、改善可负担性以及促进合理用药的策略与措施。

二 主要创新点

第一，本书综合运用扎根理论与路径分析，从卫生服务供方、需方和管理方三方联动的视角出发，定性与定量相结合，识别了影响乡镇卫生院基本药物可及性的因素，同时结合利益相关者分析方法，分析各利益相关集团对乡镇卫生院基本药物可及性的影响，研究更加全面、深入。

第二，本书在三角测量理论的研究框架下，综合运用定量与定性相结合的方法，从客观指标以及供方、需方、管理方的主观评价等方面全方位地分析基本药物制度实施前后乡镇卫生院的基本药物可及性变化，并进行相互印证，研究结果更具有全面性和可靠性。

第三，本书运用基本药物可及性评价立方体模型，定量评价了基本药物制度实施前后我国药物可及性的进程，对中国以及世界其他发展中国家的基本药物可及性进行了比较研究，对客观认识本国、本地区基本药物可及性的实现程度以及进行相应的政策调整具有重要的意义。

第四，开发出了适合在基本药物制度背景下评价基层医疗机构门诊处方用药合理性的指标体系，并确定了各个指标的权重系数。

第五，从卫生服务供方、需方和管理方三方联动的视角出发，识别了卫生院医务人员门诊处方用药合理性的影响因素，并运用路径分析的方法明确了各影响因素的作用机制及相互间的关系。

第六，根据研究结果，结合基本药物制度实施的各个环节，本书从基本药物的遴选、生产、流通、使用、定价、报销、监管以及使用多个环节出发，提出了提高基本药物可获得性、改善可负担性以及促进合理用药的策略与措施。

第二节　本书的局限与展望

一　本书的研究局限

第一，由于基本药物制度处于运行的初期阶段，政策调整较快，研究结果中揭示的部分问题在实际政策运行中即将或者已经得到解决。

第二，本书在基本药物可及性国际比较方面由于受数据获取的局限性，部分发展中国家并未被纳入研究，国际比较研究结果的推广有待进一步深入探究。

第三，本书是横断面调查，难以验证因果关系。由于研究资金、时间有限，本书采用横断面调查的方法，所得出的因果关系结论本质上为研究因素与指标变量的同时性关系，即相关关系，而这些因素对指标变量的影响是持续的、长期的。因此，更为严谨的因果关系需要通过追踪监测，来考察药物可及性的发展变化及其影响因素。

二　研究展望

第一，政策的持续监测与评估。卫生政策的运行过程也是其自身不断优化完善的过程。一方面，政策内容不断发生变化；另一方面，政策效果也不断变化。今后可以以本书为基础，对基本药物制度进行持续的监测，以科学地评估基本药物制度的政策效果。

第二，与世界其他国家的横向比较。基本药物制度由世界卫生组织提出，许多发达国家与发展中国家也制定了相应的药品政策，今后应加大对国外相关研究与资料的收集，将我国基本药物制度的政策效果与其他国家进行比较，找出优势与不足，学习其他国家的经验与教训，从而促进我国基本药物制度的不断完善。

参考文献

［1］［美］赛卡瑞克：《企业研究方法》，祝道松、林家伍等译，清华大学出版社 2005 年版。

［2］《满足民众需求，发展中国家积极推行基本药物制度》，2009 年 9 月 3 日，http：//www. chinadaily. com. cn/zgzx/yigai/2009 – 09/03/content_ 8650087. htm。

［3］《山东步入老龄化社会，老人比重超过全国平均线》，2011 年 12 月 1 日，http：//roll. sohu. com/20121209/n359917743. sht- ml。

［4］《卫生部部长称中国慢性病死亡率达 85% 以上》，2011 年 12 月 1 日，http：//news. 163. com/11/1201/08/7K64M0FE0001124 J. html。

［5］曹振华：《基本药物制度实施前后处方变化情况分析》，《济宁医学院学报》2012 年第 6 期。

［6］陈麒骏：《成都市基层医疗机构基本药物制度初步实施效果调查》，《中国卫生政策研究》2011 年第 9 期。

［7］陈瑶：《安徽省基层医疗卫生机构基本药物制度实施效果》，《中国卫生政策研究》2013 年第 4 期。

［8］陈钟鸣：《基本药物制度下山东省乡镇卫生院门诊用药情况研究——以某市为例》，硕士学位论文，潍坊医学院，2013 年。

［9］陈钟鸣：《实施基本药物制度对抗菌药物使用影响的 Meta 分析》，《中国全科医学》2012 年第 10A 期。

［10］崔斌：《影响乡村医生处方费用的多因素分析》，《中国初级

卫生保健》2002 年第 5 期。

[11] 代涛：《河南省基层医疗卫生机构基本药物制度实施效果》，《中国卫生政策研究》2013 年第 4 期。

[12] 单楠、傅鸿鹏：《国家基本药物制度对基层医疗卫生机构抗生素使用的影响》，《卫生软科学》2011 年第 11 期。

[13] 董金秋：《主轴编码方法及其应用中存在的问题》，《社会学》2011 年第 2 期。

[14] 范轶琳等：《基于扎根理论的集群共享性资源研究》，《软科学》2012 年第 7 期。

[15] 方积乾、陆盈：《现代医学统计学》，人民卫生出版社 2002 年版。

[16] 方龙宝：《基于需方视角的山东三县农村居民基本药物可获得性研究》，硕士学位论文，山东大学，2016 年。

[17] 冯立新：《2006—2010 年医院抗菌药物使用调查分析》，《中华医院感染学杂志》2011 年第 14 期。

[18] 冯旭等：《我国西部农村乡镇卫生院药品收支与处方用药分析》，《中国初级卫生保健》2003 年第 10 期。

[19] 高君：《基本药物招标采购要回归"质量优先，价格合理"原则》，《首都医药》2012 年第 7 期。

[20] 管晓东：《我国基本药物可获得性评价实证研究》，《中国药房》2013 年第 24 期。

[21] 郭莹：《浅析国外基本药物目录遴选的成功经验》，《中国药事》2013 年第 4 期。

[22] 国家统计局住户调查办公室：《2011 年中国农村贫困监测》，中国统计出版社 2012 年版。

[23] 黄冬梅：《18 所乡镇卫生院实施综合改革前后业务收入影响因素分析》，《中华医院管理杂志》2014 年第 2 期。

[24] 黄婷婷：《高淳县社区卫生服务机构合理用药评析》，《南京医科大学学报》（社会科学版）2012 年第 3 期。

[25] 贾海艺:《基本药物制度背景下山东省社区卫生服务中心门诊处方合理用药情况研究》,《中国卫生事业管理》2015 年第 7 期。

[26] 贾红英:《贫困地区乡镇卫生院药品使用情况分析》,《中国初级卫生保健》2000 年第 10 期。

[27] 贾洪波:《基本药物公平定价策略的国际经验及启示》,《价格理论与实践》2011 年第 4 期。

[28] 蒋虹丽:《国家基本药物制度实施的阶段性效果和问题分析》,《中国卫生信息管理》2013 年第 1 期。

[29] 孔生海:《基本药物实施前后社区用药分析》,《中国当代医药》2011 年第 2 期。

[30] 雷海潮:《中国全民统一健康保障程度的定量研究:基于乘法模型》,《卫生经济研究》2013 年第 5 期。

[31] 李成:《基本药物制度实施前后安徽省乡镇卫生院处方质量分析》,《中国卫生经济》2012 年第 4 期。

[32] 李峰:《广州市社区卫生服务机构基本药物可获得性调查》,《中国卫生经济》2011 年第 8 期。

[33] 李华:《我院门诊处方评价分析》,《药物流行病学杂志》2010 年第 12 期。

[34] 李军:《我国基本药物可及性障碍的制度经济分析》,《中国药事》2012 年第 2 期。

[35] 李凯:《山东省基本药物制度对乡镇卫生院医疗服务提供及运行影响研究》,硕士学位论文,山东大学,2012 年。

[36] 李雷旻:《国家基本药物制度的发展与探讨》,《中国民族民间医药》2009 年第 24 期。

[37] 李伦:《上海市社区卫生服务机构实施药品零差率的案例研究》,硕士学位论文,复旦大学,2011 年。

[38] 李萍:《标准化药品价格调查法及其在我国应用的思考》,《医学与社会》2010 年第 3 期。

［39］李萍：《改善农村地区基本药物可获得性策略研究》，博士学位论文，华中科技大学，2009 年。

［40］李青：《制定我国国家药物政策的紧迫性及其建议》，《药物流行病学杂志》2003 年第 6 期。

［41］李天平：《基本药物制度实施前后基层医疗机构合理用药情况对比》，《中国药业》2012 年第 14 期。

［42］李婉莹：《上海实施国家基本药物制度后患者药品经济负担变化研究》，《中国药房》2012 年第 44 期。

［43］李显文：《基本药物制度下药品费用可负担性实证分析》，《中国农村卫生事业管理》2013 年第 1 期。

［44］李新泰：《山东省基本药物制度对乡镇卫生院合理用药的影响》，《中国卫生经济》2011 年第 4 期。

［45］李义：《医院合理用药患者关怀指标调查与分析》，《中外医学研究》2012 年第 25 期。

［46］李易平：《国家基本药物目录与药物经济学的相关问题分析》，《中国执业药师》2009 年第 2 期。

［47］李颖：《基本药物制度先驱——肯尼亚基本药物制度》，《医院院长论坛》2011 年第 6 期。

［48］李颖：《基于焦点组访谈法对北京市实施国家基本药物制度主要问题的调查分析》，《中国药房》2013 年第 44 期。

［49］李永斌：《社区卫生服务机构基本药物制度实施现状与成效研究》，博士学位论文，华中科技大学，2011 年。

［50］李玉珍：《实施基本药物制度对社康中心诊疗及用药的影响分析》，《中国药学杂志》2011 年第 22 期。

［51］李远：《我国基本药物遴选原则及遴选方法浅析》，《中国药房》2013 年第 12 期。

［52］凌春笋等：《农村地区村卫生室用药情况监测与评价》，《安徽医药》2009 年第 7 期。

［53］刘柏洪：《桐庐县控制抗生素滥用健康促进效果分析》，《中

国预防医学杂志》2011 年第 2 期。

[54] 刘宝：《论基本药物的可获得性和可及性障碍》，《中国药房》 2007 年第 14 期。

[55] 刘桦：《门诊药占比影响因素分析》，《中国医院用药评价与 分析》2012 年第 6 期。

[56] 刘建美：《合理用药调研指标的应用和研究现状》，《中华医 院管理杂志》2010 年第 11 期。

[57] 刘建美：《基于国家基本药物政策的县级医院合理用药现状研 究》，硕士学位论文，山西医科大学，2011 年。

[58] 刘静：《PDCA 循环原理下医院基本药物制度推行对合理用药 的影响》，《中国现代应用药学》2016 年第 5 期。

[59] 刘军：《基层医疗机构基本药物可获得性存在的实际问题与对 策》，《中国药业》2012 年第 22 期。

[60] 刘宪军：《北京市社区医疗卫生机构实施集中处方点评效果分 析》，《中国医院用药评价与分析》2012 年第 4 期。

[61] 罗飞：《国家基本药物制度对中西部基层医疗机构合理用药的 影响》，《中国医院管理》2013 年第 6 期。

[62] 罗力：《上海市实施国家基本药物制度对社区卫生服务中心合 理用药的影响》，《中国药房》2013 年第 4 期。

[63] 罗宁：《成都、沈阳 2 市社区卫生服务机构处方用药及费用分 析》，《中国初级卫生保健》2007 年第 5 期。

[64] 马海燕：《慢性病占中国疾病负担约 7 成》，《中国新闻网》 2012 年 7 月 20 日。

[65] 马静：《中国西部农村村卫生室医药费用水平及其影响因素》， 《中国初级卫生保健》2003 年第 10 期。

[66] 马勇：《我院合理用药管理指标体系的建立及应用》，《中国 药房》2016 年第 3 期。

[67] 潘岳松：《路径分析在药物经济学评价中的应用》，《中国药 房》2011 年第 38 期。

[68] 彭婧：《基于利益相关者理论的国家基本药物制度评价研究》，硕士学位论文，安徽医科大学，2011 年。

[69] 阮贞：《浙江、山东基层医疗卫生机构基本药物制度实施效果评价》，《卫生经济研究》2012 年第 7 期。

[70] 商金鑫：《北京市基本药物可及性评价研究》，《中国卫生政策研究》2016 年第 2 期。

[71] 佘廉：《谣言引发集合行为的影响因素分析——基于扎根理论》，《北京理工大学学报》（社会科学版）2012 年第 14 期。

[72] 石光：《澳大利亚的药品消费与管理》，《中国全科医学》2003 年第 2 期。

[73] 时敏：《青海省基层医疗卫生机构基本药物配送存在的问题及应对策略》，《中国药房》2016 年第 15 期。

[74] 史波英：《基本药物制度对社区医院抗菌药物使用的影响》，《中国药业》2012 年第 12 期。

[75] 宋燕：《基本药物制度对基层医疗卫生机构合理用药的影响》，《卫生经济研究》2012 年第 9 期。

[76] 宋燕：《基本药物制度对农村地区药品可及性影响的实证分析》，《中国卫生政策研究》2012 年第 7 期。

[77] 宋燕：《山东省基本药物制度对乡镇卫生院处方费用的影响》，《中国卫生事业管理》2012 年第 8 期。

[78] 宋燕：《实施国家基本药物制度对山东省某县乡镇卫生院的影响调研及政策建议》，《中国药房》2013 年第 8 期。

[79] 苏亚：《首都医学发展科研基金立项评估指标体系的研究》，《中国医院》2012 年第 10 期。

[80] 隋丹：《社区卫生服务机构基本药物政策与合理用药研究》，硕士学位论文，华中科技大学，2009 年。

[81] 孙静：《WHO 基本药物概念与国家实践》，《中国卫生政策研究》2009 年第 1 期。

[82] 孙静：《英国与德国药品处方预算制度比较》，《中国药事》

2003 年第 4 期。

[83] 孙瑞英：《从定性、定量到内容分析法——图书、情报领域研究方法探讨》，《现代情报》2005 年第 1 期。

[84] 孙晓娥：《扎根理论在深度访谈研究中的实例探析》，《西安交通大学学报》（社会科学版）2011 年第 6 期。

[85] 孙振球：《医学综合评价方法及其应用》，化学工业出版社2005 年版。

[86] 汤少梁：《基本药物集中采购的评价体系与优化策略研究》，《中国全科医学》2015 年第 1 期。

[87] 唐镜波：《合理用药调研的国际指标》，《中国药房》1995 年第 4 期。

[88] 唐镜波：《基本药物—基本医疗卫生服务—合理用药的实践与依存性》，《中国药房》2010 年第 12 期。

[89] 陶立波：《农村居民慢性病疾病经济负担与风险研究》，《中国卫生经济》2007 年第 11 期。

[90] 汪胜：《浙江省基本药物制度对社区卫生服务中心合理用药的影响》，《中国农村卫生事业管理》2011 年第 10 期。

[91] 王芳：《重庆市基层医疗卫生机构基本药物制度实施效果》，《中国卫生政策研究》2013 年第 4 期。

[92] 王静：《基本药物及合理用药政策对农村用药情况的影响分析》，《医学与社会》2004 年第 1 期。

[93] 王力：《提高我国基本药物可及性的政策措施研究》，《中国卫生经济》2011 年第 7 期。

[94] 王丽洁：《实施国家基本药物制度对基层合理用药的影响》，硕士学位论文，复旦大学，2012 年。

[95] 王素珍：《农村基本药物流通安全研究》，《中国卫生事业管理》2010 年第 10 期。

[96] 王潇：《陕西省儿童基本药物价格成分研究》，《中国药房》2015 年第 6 期。

［97］ 王晓灵：《基于扎根理论的 HR 部门顾客关系管理影响因素研究》，《软科学》2013 年第 6 期。

［98］ 王怡：《广东省基层医疗卫生机构基本药物配备使用情况调研》，《中国药房》2013 年第 8 期。

［99］ 魏艳：《基本药物制度对山东省乡镇卫生院药品可负担性影响研究》，《中国卫生经济》2013 年第 10 期。

［100］ 吴明隆：《机构方程模型——AMOS 的操作与应用》，重庆大学出版社 2009 年版。

［101］ 吴业苗：《需求冷漠、供给失误与城乡公共服务一体化困境》，《人文杂志》2013 年第 2 期。

［102］ 吴永佩：《药学综合知识与技能》，中国医药科技出版社 2000 年版。

［103］ 武瑞雪：《基本药物制度实施的国际经验》，《中国药房》2007 年第 17 期。

［104］ 席晓宇：《我国基本药物可及性评估体系研究》，载《2012 年中国药学会药事管理专业委员会年会暨"十二五"医药科学发展学术研讨会论文集》（下册），2012 年，第 15 页。

［105］ 谢宁：《上海市青浦区公立医疗卫生机构基本药物可获得性的实证研究》，《中国药房》2016 年第 24 期。

［106］ 徐伟：《江苏省基本药物可获得性实证研究》，《中国药房》2013 年第 3 期。

［107］ 徐伟：《我国基本药物可负担性实证研究》，《中国药房》2012 年第 40 期。

［108］ 徐悦：《基本药物可获得性：障碍及清除》，《中国医疗保险》2013 年第 1 期。

［109］ 严忠文：《行政干预控制药占比的实践与体会》，《医药导报》2012 年第 6 期。

［110］ 杨春艳：《我国基本药物制度对湖北省基层医疗卫生机构合理用药的影响》，《医学与社会》2013 年第 1 期。

［111］ 杨慧云：《山东省农村地区基本药物的可及性研究》，硕士学位论文，山东大学，2012 年。

［112］ 杨军华：《我国农村地区合理用药干预措施评价研究》，硕士学位论文，华中科技大学，2006 年。

［113］ 杨爽：《山东省农村居民基本药物认知与影响因素分析》，《医学与哲学》2012 年第 2A 期。

［114］ 杨爽：《山东省社区卫生机构基本药物实施现状调查》，《中国卫生事业管理》2011 年第 12 期。

［115］ 杨小兵：《西部贫困地区县级医疗机构门诊处方费用分析》，《中国卫生经济》2005 年第 10 期。

［116］ 杨小兵：《中国西部农村县、乡、村三级医疗机构合理用药研究》，博士学位论文，华中科技大学，2006 年。

［117］ 杨雅馨：《基本药物政策对甘肃省乡镇卫生院门诊用药合理性影响的研究》，《中国初级卫生保健》2013 年第 9 期。

［118］ 姚岚：《中国农村规范基层卫生人员用药行为研究》，《中国卫生经济》2002 年第 6 期。

［119］ 姚强：《合理用药视角下 4 省市基本药物制度实施效果评价》，《中华医院管理杂志》2013 年第 5 期。

［120］ 叶露：《国家基本药物政策研究》，博士学位论文，复旦大学，2008 年。

［121］ 叶露：《上海市基本药物可负担性实证研究》，《中国卫生资源》2008 年第 4 期。

［122］ 尹爱田：《基层卫生机构功能定位和财政投入机制》，《中国卫生经济》2007 年第 2 期。

［123］ 尹文强：《新医改形势下乡镇卫生院行为方式研究》，《中华医院管理杂志》2014 年第 2 期。

［124］ 于娣：《国家基本药物制度实施过程中出现的问题和解决对策》，《中国卫生经济》2011 年第 12 期。

［125］ 于贞杰：《秩和比法在县级中医院投入产出综合评价中的应

用》，《中国医院统计》2006 年第 2 期。

[126] 余其卢：《中山地区基层医疗机构实施国家基本药物制度的成效与分析》，《中国药业》2011 年第 12 期。

[127] 虞哲敏：《国内药物经济学研究概述》，《中国现代医药杂志》2008 年第 5 期。

[128] 袁国彪：《医改中乡镇卫生院功能的重新定位》，《中医药临床杂志》2012 年第 9 期。

[129] 袁泉：《基本药物可获得性障碍研究》，《上海医药》2010 年第 3 期。

[130] 曾词正：《扎根理论及其在心理学中的应用》，《中国医学创新》2013 年第 6 期。

[131] 曾繁典：《国家药物政策与临床合理用药》，《医药导报》2003 年第 1 期。

[132] 张丽青：《基本药物制度实施对乡镇卫生院的影响和建议》，《中国卫生事业管理》2013 年第 6 期。

[133] 张鲁豫：《应用德尔菲法建立新农合定点医疗机构评价指标体系》，《中国卫生事业管理》2012 年第 7 期。

[134] 张淑敏：《2008—2010 年应用抗菌药物的横断面分析》，《中华医院感染学杂志》2011 年第 6 期。

[135] 张文彤：《SPSS 统计分析高级教程》，高等教育出版社 2004 年版。

[136] 张翔：《贫困地区乡镇卫生院处方质量分析》，《中国农村卫生事业管理》2003 年第 12 期。

[137] 张新平：《WHO 促进合理用药的核心政策及干预措施》，《中国卫生质量管理》2003 年第 6 期。

[138] 张新平：《社区卫生服务机构基本药物可获得性研究》，《中国卫生政策研究》2010 年第 6 期。

[139] 张研：《实施基本药物制度对社区卫生服务中心运行状况的影响》，《中国卫生事业管理》2011 年第 11 期。

［140］张莹芳：《我国西部地区部分省市的基本药物可负担性实证研究》，《中国医药指南》2013 年第 3 期。

［141］张瑜：《基于 WHO/HAI 标准调查方法的南京市基本药物可获得性及可负担性调查分析》，《中国药房》2015 年第 30 期。

［142］张智峰：《郴州市实施国家基本药物制度试点的调查研究》，硕士学位论文，南华大学，2011 年。

［143］赵静：《国外基本药物政策解析及借鉴》，《中国药业》2010 年第 12 期。

［144］赵文聪：《基本药物制度对江西五所基层医疗卫生机构合理用药的影响》，《中国卫生经济》2012 年第 12 期。

［145］赵阳等：《国家基本药物制度配送环节相关问题探讨》，《中国药房》2010 年第 10 期。

［146］甄燕飞：《社区卫生服务中心近两年处方点评汇总分析》，《今日药学》2011 年第 8 期。

［147］郑思茜：《基本药物制度对宁夏乡镇卫生院处方费用的影响》，《卫生经济研究》2013 年第 7 期。

［148］郑文贵：《实施基本医疗卫生制度对卫生技术人员工作行为的影响》，《中国卫生经济》2010 年第 10 期。

［149］郑晓峰：《国家基本药物制度实施前后我院糖皮质激素类药物应用情况分析》，《中国药房》2015 年第 12 期。

［150］周卫华：《卫生院基本药物制度使用前后抗生素使用情况调查分析》，《中国医学工程》2011 年第 11 期。

［151］周雪光：《政府内部上下级部门间谈判的一个分析模型》，《中国社会科学》2011 年第 5 期。

［152］周余：《基层医疗卫生机构实施国家基本药物制度监测评价指标体系研究》，硕士学位论文，华中科技大学，2011 年。

［153］周志男：《中国全民统一健康保障发展程度定量分析》，《解放军医院管理杂志》2013 年第 5 期。

[154] 朱文涛：《国内外基本药物制度建立与推行模式的比较研究——以中印两国对比为例》,《2008 年中国药学会学术年会暨第八届中国药师周论文集》,2008 年。

[155] 祝小英：《基本药物制度实施前后乡镇卫生院小儿发热抗生素使用比较研究》,《卫生经济研究》2011 年第 10 期。

[156] 宗文红：《上海市某区基本药物配备和使用情况调查分析》,《中国初级卫生保健》2013 年第 1 期。

[157] 邹榕：《国家基本药物制度对广西乡镇卫生院门诊用药的影响研究》,《中国全科医学》2012 年第 13 期。

[158] 左根永：《我国农村地区基本药物供应保障体系研究——制度设计、运行结果和交易费用》,博士学位论文,山东大学,2012 年。

[159] A. Cameron, et al., "Medicine Prices, Availability, and Affordability in 36 Developing and Middle – income Countries: A Secondary Analysis", *The Lancet*, Vol. 373, No. 9659, 2009, pp. 240 – 249.

[160] Anon, "The Rational Use of Drugs: Report of the Conference of Experts, Nairobi, 25 – 29 November 1985", *Bmj Clinical Research*, Vol. 2, No. 4777, 1987, pp. 232 – 232.

[161] Anson A., et al., "Availabity, Prices and Affordability of the World Health Organiration's Essential Medicines for Children in Guatemala", *Global Health*, Vol. 8, No. 1, 2012, p. 22.

[162] Atle Fretheim, et al., "Rational Prescribing in Primary Care (RaPP): A Cluster Randomized Trial of a Tailored Intervention", *PLoS Medicine*, Vol. 3, No. 6, 2006, p. 134.

[163] Babar, Z. U. D., et al., "Evaluating Drug Prices, Availability, Affordability, and Price Components: Implications for Access to Drugs in Malaysia", *PLoS Medicine*, Vol. 4, No. 3, 2007, pp. 466 – 474.

［164］ Bhargava, A., Kalantri, S., "The Crisis in Access to Essential Medicines in India: Key Issues Which Call for Action", *Indian Journal of Medical Ethics*, Vol. 10, No. 2, 2013, pp. 86 – 95.

［165］ Bruce, L., et al., "Factors Associated with Antibiotic Prescribing in A Managed Care Setting", *Social Science & Medicine*, Vol. 45, No. 12, 1997, pp. 1767 – 1779.

［166］ Chaudhury, R. R., et al., "Quality Medicines for the Poor: Experience of the Delhi Programme on Rational Use of Drugs", *Health Policy Plan*, Vol. 20, No. 2, 2005, pp. 124 – 136.

［167］ Christine, Y. Lu, "Interventions Designed to Improve the Quality and Efficiency of Medication Use in Managed Care: A Critical Review of the Literature 2001 – 2007", *BMC Health Services Research*, No. 8, 2008, p. 75.

［168］ De Oliveira, L. C., et al., "Pharmaceutical Assistance in the Basic Units of Health: From the National Drug Policy to the Basic Attention to Health", *Cien Saude Colet*, Vol. 15, No. 3, 2010, pp. 3561 – 3567.

［169］ Der Simonian, R., et al., "Meta – analysis in Clinical Trials", *Controlled Clinical Trials*, Vol. 7, No. 3, 1986, p. 177.

［170］ Dipika Bansal, et al., "Accessibility and Use of Essential Medicines in Health Care: Current Progress and Challenges in India", *Journal of Pharmacology and Pharmacotherapeutics*, Vol. 4, No. 1, 2013, pp. 13 – 18.

［171］ Dipika Bansal, Vilok K., Purohit, "Accessibility and Use of Essential Medicines in Health Care: Current Progress and Challenges in India", *Journal of Pharmacology and Pharmacotherapeutics*, Vol. 14, No. 1, 2013, pp. 13 – 18.

［172］ Fillit, H. M., et al., "Poly Pharmacy Management in Medicare Managed Care: Changes in Prescribing by Primary Care Physi-

cians Resulting from a Program Promoting Medication Reviews",
American Journal of Managed Care, Vol. 5, No. 5, 1999,
pp. 587 – 594.

[173] Flynn, S., et al., "An Economic Justification for Open Access
to Essential Medicine Patents in Developing Countries", *Law Med
Ethics*, Vol. 37, No. 2, 2009, pp. 184 – 208.

[174] Glaser, B. G., et al., *The Discovery of Grounded Theory: Strate-
gies for Qualitative Research*, Chicago: Aldine Publishing Compa-
ny, 1967.

[175] Glaser, B. G., et al., "The Discovery of Grounded Theory:
Strategies for Qualitative Research", *Nursing Research*, Vol. 17,
No. 4, 1968, pp. 353 – 368.

[176] Gustafsson, et al., "The 'Wise List' – A Comprehensive Con-
cept to Select, Communicate and Achieve Adherence to Recommen-
dations of Essential Drugs in Ambulatory Care in Stockholm", *Bas-
ic & Clinical Pharmacology & Toxicology*, Vol. 108, No. 4,
2011, pp. 224 – 233.

[177] Hammersley, M., *The Dilemma of Qualitative Method: Herbert
Blumer and the Chicago School*, London: Routledge, 1989.

[178] Higgins, J. P., et al., "Measuring on Inconsistency in Meta An-
alyses", *BMJ Clinical Research Ed*, Vol. 327, No. 7414,
2003, p. 557.

[179] *Indicators for Monitoring National Drug Policies*, *A Practical Man-
ual*, second edition, WHO, 1999.

[180] Karen, B., et al., "Lessons from International Experience in
Controlling Pharmaceutical Expenditure II: Influencing Doctors",
Bri Med J, Vol. 312, No. 7045, 1996, p. 1525.

[181] Kathleen Holloway, et al., *Rational Use of Medicines. The World
Medicines Situation* 2011 (3rd Edition), Geneva: World Health

Organization, 2011.

[182] Maiga, D. , B. Williams – Jones, "Assessment of the Impact of Market Regulation in Mali on the Price of Essential Medicines Provided through the Private Sector", *Health Policy*, No. 10, 2010, pp. 130 – 135.

[183] Millar, T. P. , et al. , "Applying the Essential Medicines Concept to US Preferred Drug Lists", *American Journal of Public Health*, Vol. 101, No. 8, 2011, pp. 1444 – 1448.

[184] Mongkol, N. A. , et al. , "Good Drugs at Low Cost: Thailand's Provincial Collective Bargaining System for Drug Procurement", *Essential Drugs Monitor*, No. 25 – 26, 1998, pp. 5 – 6.

[185] Nunan, M. , T. Duke, "Effectiveness of Pharmacy Interventions in Improving Availability of Essential Medicines at the Primary Healthcare Level", *Tropical Medicine & International Health*, Vol. 16, No. 5, 2011, pp. 647 – 658.

[186] Paredes, P. , et al. , "Factors Influencing Physicians' Prescribing Behavior in the Treatment of Childhood Diarrhea: Knowledge May not Be the Clue", *Social Science Medicine*, Vol. 42, No. 8, 1996, pp. 1141 – 1153.

[187] Ross – Degnan, D. , et al. , "A Strategy for Promoting Improved Pharmaceutical Use: The International Network for Rational Use of Drugs", *Social Science & Medicine*, Vol. 35, 1992, pp. 1329 – 1341.

[188] Saouadogo, H. , "Measuring Availability, Affordability and Management of Essential Medicines in Public Hospitals of Burkina Faso", *World Hosp Health Serv*, Vol. 47, No. 1, 2011, pp. 8 – 11.

[189] Seoane – Vazquez, E. , et al. , "Access to Essential Drugs in Guyana: A Public Health Challenge", *Health Plan Manage*,

Vol. 25, No. 1, 2010, pp. 2 – 16.

[190] Shehla Zaidi, et al. , "Access to Essential Medicines in Pakistan: Policy and Health Systems Research Concerns", *PLOS ONE*, Vol. 8, No. 5, 2013, pp. 1 – 10.

[191] Silvia, M. , et al. , "European Healthcare Policies for Controlling Drug Expenditure", *Pharmacia Economics*, Vol. 21, No. 2, 2003, pp. 89 – 103.

[192] Tetteh, E. K. , "Providing Affordable Essential Medicines to African Households: The Missing Policies and Institutions for Price Containment", *Social Science and Medicine*, Vol. 66, No. 3, 2008, pp. 569 – 581.

[193] The U. S. , "Agency for International Development. How to Investigate Antimicrobial Drug Use in Hospitals: Selected Indicators", http://www. inrud. org/documents/upload/How_ to_ Invesitigate_ Antimicrobial_ Drug_ Use_ in_ Hospitals. pdf.

[194] Uzochukwu, B. S. , et al. , "Effect of the Bamako – Initiative Drug Revolving Fund on Availability and Rational Use of Essential Drugs in Primary Facilities in South – east Nigeria", *Health Policy Plan*, Vol. 17, No. 4, 2002, pp. 378 – 383.

[195] WHO, *A Survey of Medicine Prices, Availability and Affordability in Shanghai, China Using the WHO/HAI Methodology*, Geneva: WHO, 2006.

[196] WHO, *Contribution to Updating the WHO Guidelines for Developing National Drug Policies*, Report of the WHO Expert Committee on National Drug Policies, Geneva: WHO, 1995.

[197] WHO, *Guidelines for Developing National Drug Policies*, Geneva: WHO, 1988.

[198] WHO, *The Selection and Use of Essential Medicines*, Technical Report Series No. 914, Geneva: WHO, 2002.

［199］ WHO, *The Use of Essential Drugs*, *Seventh Report of the WHO Expert Committee*, *Geneva*: WHO, 1997.

［200］ WHO, *WHO Medicines Strategy* 2008 – 2013, Draft 8（13 June 2008）, pp. 4 – 5.

［201］ WHO, "Promoting Rational Use of Medicines: Core Components", Sept. 19, 2002, http://apps. who. int/medicinedocs/pdf/h3011 e/h3011e. pdf.

［202］ WHO, *The WHO Model Lists of Essential Medicines*（17th edition）, May 2012, http://www. who. int /medicines /publications /essential medicines /en /index. html.

［203］ WHO, *How to Investigate Drug Use in Health Facilities*, *Selected Drug Use Indicators*, Geneva: WHO/DAP/93. 1.

［204］ WHO, *Measuring Medicine Prices*, *Availability*, *Affordability and Price Components*, Geneva: WHO, 2008.

［205］ WHO/HAI, *Medicine Prices*: *A new Approach to Measurement*, Geneva: WHO, 2003.

［206］ WHO/WPRO, *Regional Strategy for Improving Access to Essential Medicines in the Western Pacific Region* 2005 – 2010, WHO, 2005.

［207］ WHO, *A Survey Report on Medicine*: *Availability*, *Prices and Affordability*, Geneva: WHO, 2007.

［208］ WHO, *How to Investigate Drug Use in Health Facilities*: *Selected Drug Use Indicators*, Geneva: WHO: 1993.

［209］ WHO, *Medicine Prices*, *Availability*, *Affordability and Medicine Price Components in NCT*, Delhi: WHO, 2011.

［210］ WHO, *Prices*, *Availability and Affordability of Medicines in Pakistan*, Geneva: WHO, 2006.

［210］ WHO, *The Selection of Essential Drugs*: *Report of a WHO Expert Committee*, Geneva: WHO, 1977.

[211] WHO, *Uganda Medicine Pricing Survey Report*, Geneva: WHO, 2004.

[212] Xiaoxi Xiang, et al. , "Effects of China's National Essential Medicines Policy on the Use of Injection in Primary Health Facilities", *J Huazhong Univ Sci Technolog Med Sci*, Vol. 32, No. 4, 2012, pp. 626 – 629.

后　记

本书定稿之时，掩卷深思，课题研究中的快乐与收获、艰辛与付出已经成为美好的回忆，深深的谢意永存心间。

首先我要感谢那些在百忙之中参与我们访谈和问卷填写的每一位医生、医院管理者、药品经营企业管理者以及卫生行政管理者。他们接受我们访谈的时候，有的刚接诊完患者，有的刚主持完工作会议；他们在填写问卷的时候，有的刚巡视完病房，有的刚出差回到单位。尽管他们当时最需要的是休息，但是他们都非常配合我们的调研，他们对工作的严谨负责、接受访谈和填写问卷时的仔细认真，我一直为之感动。

感谢我的科研团队——潍坊医学院管理学院的黄冬梅、郭洪伟、于倩倩、孙葵、赵延奎、胡式良、胡金伟、张晓琳、李云伟、王伟、代海岩等老师。在本书的选题、设计、申请、调研、资料分析及本书的撰写、修改过程中，各位老师提出了大量宝贵意见。感谢他们在本书中的贡献，也感谢他们在日常工作中对我的支持和帮助！

感谢潍坊医学院的各位同人在课题运作中提供的帮助和指导。

感谢潍坊医学院"社会医学与卫生事业管理"硕士点的研究生陈钟鸣、王飞、崔雪丹、范海平、管晖、贾海艺、朱丽丽、郑骥飞、秦晓强等在课题现场调研和资料分析中付出的努力。感谢研究生马牧野、唐梦琦、曹海虹、谭晖等在书稿校对中工作认真仔细。

感谢我的家人长期以来对我无微不至的关怀和无条件的支持。正是她们的无私支持才使得我能够安心工作并小有成就。衷心祝愿我的妻子女儿健康快乐，并以此书送给她们。

本书是国家自然科学基金面上项目"我国基本药物制度实施影响评估与政策优化研究——以山东省为例"（批准号：71173158）的最终成果之一。在此衷心感谢国家自然科学基金委员会的资助。

由于本人才疏学浅，书中难免有不足和疏漏之处，希望各位同人能够不吝赐教。